Pilar Fernández-Villacañas Fernández
Anabel Herreros Fernández

Revisión sobre los avances realizados en ingeniería tisular corneal

Pilar Fernández-Villacañas Fernández
Anabel Herreros Fernández

Revisión sobre los avances realizados en ingeniería tisular corneal

Actualización en ingeniería tisular de la córnea

PUBLICIA

Imprint
Any brand names and product names mentioned in this book are subject to trademark, brand or patent protection and are trademarks or registered trademarks of their respective holders. The use of brand names, product names, common names, trade names, product descriptions etc. even without a particular marking in this work is in no way to be construed to mean that such names may be regarded as unrestricted in respect of trademark and brand protection legislation and could thus be used by anyone.

Cover image: www.ingimage.com

Publisher:
PUBLICIA
is a trademark of
Dodo Books Indian Ocean Ltd. and OmniScriptum S.R.L publishing group

120 High Road, East Finchley, London, N2 9ED, United Kingdom
Str. Armeneasca 28/1, office 1, Chisinau MD-2012, Republic of Moldova, Europe
Managing Directors: Ieva Konstantinova, Victoria Ursu
info@omniscriptum.com

Printed at: see last page
ISBN: 978-620-9-15149-1

REVISIÓN SOBRE LOS AVANCES REALIZADOS EN INGENIERÍA TISULAR CORNEAL

Lista de abreviaturas

ECM: matriz extracelular

PK: queratoplastia penetrante

ALK: queratoplastia lamelar anterior

DALK: queratoplastia lamelar anterior profunda

PLK: queratoplastia lamelar posterior

EK: queratoplastia endotelial

DSAEK: queratoplastia endotelial automatizada con pelado de membrana de Descemet

DMEK: queratoplastia endotelial de la membrana de Descemet

DMAEK: queratoplastia endotelial automatizada de la membrana de Descemet

KPro: queratoprótesis

PMMA: polimetilmetacrilato

PTFE: politetrafluoroetileno

PHEMA: poli-2-hidroxietilmetacrilato

OOKP: osteodontoqueratoprótesis

PDMS: poli-dimetilsiloxano

PVP: poli-vinilpirrolidona

PCL: policaprolactona

Índice del TFG

1. INTRODUCCIÓN 3

1.1. Histología de la córnea 4

1.1.1. Epitelio anterior 4

1.1.2. Membrana de Bowman 7

1.1.3. Estroma o sustancia propia 8

1.1.4. Membrana de Descemet 9

1.1.5. Endotelio o epitelio posterior 10

1.2. Funciones de la córnea 11

1.2.1. Función de barrera frente al medio externo 11

1.2.2. Función óptica: el dioptrio corneal 12

1.3. El limbo esclerocorneal 12

2. OBJETIVOS 13

3. MATERIALES Y MÉTODOS 13

4. TRASPLANTE DE CÓRNEA 14

4.1. Queratoplastias 14

4.1.1. Queratoplastia penetrante (PK) 15

4.1.2. Queratoplastia lamelar 16

4.1.2.1. Queratoplastia lamelar anterior (ALK) 17

4.1.2.2. Queratoplastia lamelar anterior profunda (DALK) 17

4.1.2.3. Queratoplastia lamelar posterior o endotelial (PLK o EK) 17

5. INGENIERÍA TISULAR 18

5.1. Tecnología celular 19

5.2. Tecnología de constructos 21

5.3. Integración en un sistema vivo 22

6. INGENIERÍA TISULAR DE LA CÓRNEA 23

6.1. Queratoprótesis o prótesis corneales artificiales 24

6.1.1. Queratoprótesis biológicas 26

6.1.1.1. Osteodontoqueratoprótesis (OOKP) o queratoprótesis de Strampelli 27

6.1.1.2. Queratoprótesis Boston o Dohlman-Doane 29

6.1.2. Queratoprótesis biocompatibles 30

6.1.2.1. Queratoprótesis de Cardona 30

6.1.2.2. Queratoprótesis de Legeais 30

6.1.2.3. Queratoprótesis de Pintucci 32

6.1.2.4. Queratoprótesis AlphaCor o Chirila 32

6.1.2.5. Queratoprótesis KeraKlear o Keralia 33

6.1.2.6. Queratoprótesis MICOF 33

6.2. Equivalentes corneales biológicos o córnea biosintética artificial 35

6.2.1. Materiales y métodos de fabricación de biopelículas 37

6.2.2. Matriz descelularizada como alternativa corneal 38

6.2.3. Matriz extracelular (ECM) depositada por células 40

6.2.4. Reconstrucción de la ultraestructura / microestructura del estroma corneal 41

6.3. Biomateriales naturales utilizados para Ingeniería de tejidos corneal 41

6.3.1. Membrana amniótica 42

6.3.2. Colágeno 43

6.3.2.1. Córnea de Colágeno - policaprolactona (PCL) 44

6.3.3. Seda 45

6.4. Bioimpresión 3D 45

6.4.1. Bioimpresión 3D de la córnea 47

7. CONCLUSIONES..50
8. BIBLIOGRAFÍA...51

1. INTRODUCCIÓN

La córnea es un órgano transparente, de forma oval y bastante resistente que se encuentra situado en la parte delantera del globo ocular a través del cual penetra la luz y puede apreciarse el iris. Se trata de una estructura avascular que está bañada en distintos fluidos, tales como las lágrimas o el humor acuoso. Su diámetro horizontal (11-12 mm) es mayor que su diámetro vertical (10-11 mm) y, atendiendo a su espesor, destaca la variabilidad entre unos individuos y otros: desde 0,48-0,58 mm en la parte central y 0,7-0,8 mm en la periférica (1–3).

Las enfermedades corneales son unas de las causas de ceguera más importantes en el mundo, siendo superadas únicamente por las cataratas y afectando aproximadamente a 10 millones de personas. Su epidemiología es relativamente complicada ya que conlleva una elevada variedad de oftalmopatías infecciosas e inflamatorias que provocan la cicatrización de la córnea, lo que acaba desembocando en una ceguera funcional. La segunda causa más importante de ceguera es el tracoma producido por procesos de vascularización y cicatrización de la córnea. Además, adquieren importancia en la ceguera los traumatismos oculares y la ulceración de la córnea, pudiendo causar entre 1,5 y 2 millones de casos nuevos al año (4).

Debido a estas razones, surge la necesidad de realizar los trasplantes de córnea para mejorar la calidad de vida de estas personas. Estos son el método principal para la regeneración visual, sin embargo cuentan con la desventaja de la limitada disponibilidad de tejido corneal de donantes (5), la existencia de largas listas de espera para el trasplante, la posibilidad de que el donante transmita infecciones al receptor y el elevado riesgo de rechazo del injerto. Este último factor lleva consigo la necesidad de utilizar tratamientos inmunosupresores que aumentan la probabilidad de contraer infecciones o desarrollar neoplasias (2).

Dados los inconvenientes que conllevan los trasplantes, emerge una nueva disciplina conocida con el nombre ingeniería tisular. Esta, según el NIBIB (Instituto Nacional de Imágenes Biomédicas y Bioingeniería), "*evolucionó del campo de desarrollo de biomateriales y se refiere a la práctica de combinar andamios, células y moléculas biológicamente activas para crear tejidos funcionales. El objetivo de la ingeniería de tejidos es recopilar ideas o teorías que restauren, mantengan o mejoren los tejidos dañados u órganos completos*" (6).

1.1. HISTOLOGÍA DE LA CÓRNEA

La córnea humana está formada por 5 capas histológicas: 3 celulares (epitelio anterior, estroma o sustancia propia y endotelio o epitelio posterior) y 2 capas intermedias (membrana de Bowman y membrana de Descemet o lámina limitante posterior) (Figura 1). (2,7).

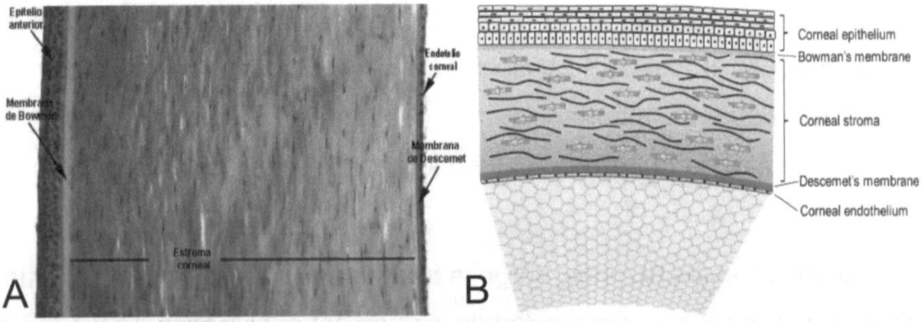

Figura 1.*Capas corneales: epitelio, membrana de Bowman, estroma, membrana de Descemet y endotelio A. Histología. Tinción hematoxilina-eosina. Escala 250 µm. Tomada de (8). B. Esquema transversal. Tomada de (9)*

1.1.1. Epitelio anterior

El epitelio es la capa más externa de la córnea y constituye la primera barrera frente al exterior. Se caracteriza por ser un epitelio plano estratificado no queratinizado con un espesor muy uniforme (50-56 μm) en la zona central constituido por 5-7 estratos celulares. A medida que vamos avanzando hacia la periferia este grosor aumenta situándose en 8-10 capas celulares. Está formado por células y por una membrana basal (Figura **2**). Se distinguen varios tipos de células en el epitelio: las células superficiales o apicales, las alares y las basales o columnares (3,8).

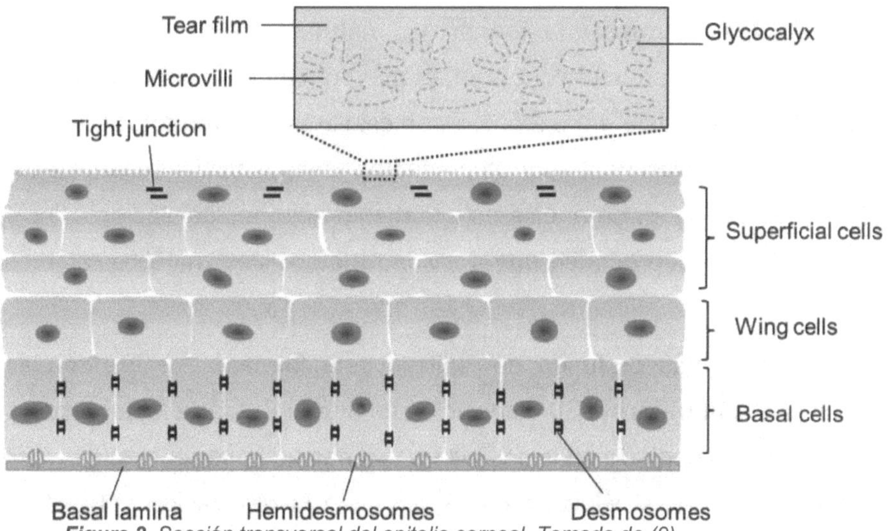

Figura 2*. Sección transversal del epitelio corneal. Tomada de (9)*

La capa más externa del epitelio está constituida por las **células apicales.** Estas son planas, con pocas organelas y cuyo núcleo es aplanado y se encuentra en paralelo con la superficie (2). Presentan en su membrana más externa microvellosidades que están cubiertas por un glucocálix. Estas microvellosidades aumentan la superficie de contacto con la capa mucínica de la película lagrimal, la cual se produce por las células calciformes conjuntivales y, gracias al contacto con el glucocálix, se propaga cuando parpadeamos. Puede llegar a producirse la ruptura del sistema óptico debido a la pérdida de la estabilidad de la película lagrimal causada por una lesión del glucocálix. La capa lagrimal es el principal protector de la superficie frente a la entrada de patógenos ya sean microorganismos o sustancias químicas tóxicas. En esta función protectora intervienen también las estrechas uniones intercelulares que actúan como un cierre hermético manteniendo la homeostasis interna de la córnea. Cabe destacar la importancia de los factores inmunológicos y de crecimiento que proporciona la lágrima, ya que ayudan en una adecuada salud, crecimiento y reparación de este epitelio (7,8,10).

La capa intermedia la forman las **células alares**. Reciben este nombre debido a unas prolongaciones que poseen en forma de alas (8). Su profundidad es de entre 2 a 3 capas celulares y su morfología menos plana que las anteriores, aunque presentan uniones similares entre ellas (7). Su contenido en organelas es intermedio entre las células apicales y las basales ya que poseen una actividad metabólica y mitótica también intermedia (3).

La capa más profunda del epitelio está formada por las **células basales o columnares.** Su disposición es perpendicular a la superficie y se producen a partir de unas células transitorias que migran desde el libro esclerocorneal. Las células basales permiten la renovación del epitelio corneal ya que son las de mayor actividad mitótica, dando origen a las células alares intermedias y a las superficiales (3,8). La base de estas células se encuentra unida a la membrana subyacente por un sistema hemidesmosomal (7). De este hemidesmosoma, parten fibrillas de anclaje que se fijan en las placas de anclaje de la lámina reticular, parte anterior de la membrana de Bowman. Las fibrillas de anclaje tienen una longitud media de 0,6 µm y están compuestas por colágeno tipo VII, así como las placas de dos tipos de colágeno: IV y VII (Figura 3) (2).

Entre el conjunto de células epiteliales corneales se encuentran otro tipo de células tales como histiocitos, melanocitos, macrófagos, linfocitos y células de Langerhans (3). Estos dos últimos tipos celulares podemos encontrarlos entre las células basales, junto con abundantes terminaciones nerviosas (8).

Por último, la **lámina basal** es producida por el epitelio. Tiene un grosor de 75 nm y se aprecian dos partes: lámina lúcida anterior (25 nm) y lámina densa posterior (50 nm). Está compuesta por distintas proteínas como colágeno tipo IV y laminina (3). La lámina basal, junto a la lámina reticular, forma lo que se conoce como membrana basal (Figura 3) (2).

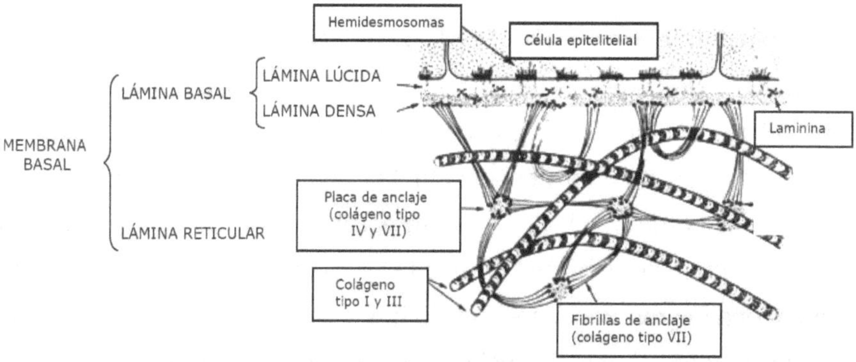

Figura 3*. Esquema de la membrana basal del epitelio corneal humano. Tomado de (2)*

1.1.2. Membrana de Bowman

Esta capa se encuentra pegada a la membrana basal del epitelio. Se trata de una estructura acelular y, por tanto, sin capacidad de regeneración. Cualquier lesión que se produzca en ella desembocará en una reacción cicatricial (8). Algunos autores indican que no constituye una membrana verdadera, sino que se trata de una modificación del estroma corneal (2,7). Su grosor se encuentra en torno a 8-12 µm y está compuesta por fibras de colágeno principalmente tipo I y III de unos 25 nm entrelazadas entre sí y con las fibrillas de anclaje que parten de la lámina basal del epitelio (Figura 3) (2,3). Conforma una importante barrera frente al paso de sustancias hacia el estroma corneal (8).

1.1.3. Estroma o sustancia propia

El estroma constituye la mayor parte de la córnea, midiendo 500 µm aproximadamente, aunque es más grueso en la periferia que en la parte central, y representando más del 90% del espesor corneal (10,11).

Podemos distinguir dos partes a las que hacer alusión: la matriz extracelular y las células estromales que se localizan en ella, llamadas queratocitos (Figura 4) (8).

La **matriz extracelular** (ECM, proveniente del inglés: extracellular matrix) tiene un componente fibrilar (fibras de colágeno) y proteoglicanos como condroitín sulfato y queratán sulfato. En cuanto al componente fibrilar, se trata de una zona bastante regular, formada por fibras de colágeno tipo I (98%) y V (2%) que se agrupan formando entre 200 y 250 laminillas con disposición ordenada y orientación específica. Esto proporciona la gran transparencia, ya que dispersa menos del 10% de luz que incide sobre él, y resistencia de la córnea (2,3,8). Los proteoglicanos tienen la propiedad de atraer agua y cationes ayudando en la hidratación y propiedades estructurales, pero pudiendo llegar a provocar edemas en el estroma. Esto no se produce gracias al elevado metabolismo del endotelio y, en menor medida, del epitelio. Debido a que estas proteínas no se distribuyen de manera uniforme, la hidratación es mayor en la parte posterior (7,8).

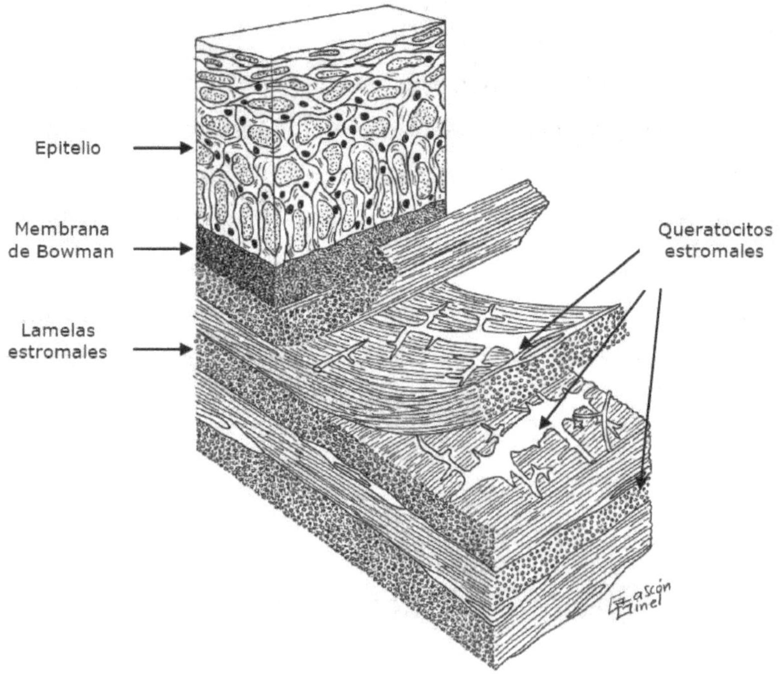

Figura 4. Esquema en tres dimensiones de la ultraestructura del estroma corneal. Modificado de (2).

Los **queratocitos,** la mayoría residentes en el estroma anterior, se encargan de mantener la integridad del estroma gracias a la producción de colágeno, glicosaminoglicanos y metaloproteínasas de matriz (10). Son fibroblastos especializados, grandes y planos con prolongaciones que le dan forma de estrella. Se encargan de migrar hacia zonas dañadas y repararlas cuando se produce una lesión (8).

1.1.4. Membrana de Descemet

La membrana de Descemet o lámina limitante posterior separa el endotelio del estroma. Su espesor es del 3-4 µm al nacer y va aumentando con la edad hasta 10-12 µm (3).

En ella, se pueden diferenciar dos capas: una anterior de 2-4 µm sintetizada durante el período fetal, y una posterior, depositada por las células endoteliales, que se desarrolla tras el nacimiento y va aumentando con la edad, permitiendo conocer el estado del endotelio a lo largo de la vida (Figura 5) (2). La capa anterior está compuesta por colágeno tipo IV y VIII, así como laminina y fibronectina. El colágeno tipo VIII forma una red hexagonal que conforma una estructura distinta a la formada por el colágeno tipo IV en las zonas nombradas anteriormente (11). Conjuntamente, se trata de una estructura muy elástica, con elevada capacidad de regeneración y gran resistencia a los enzimas proteolíticos (8).

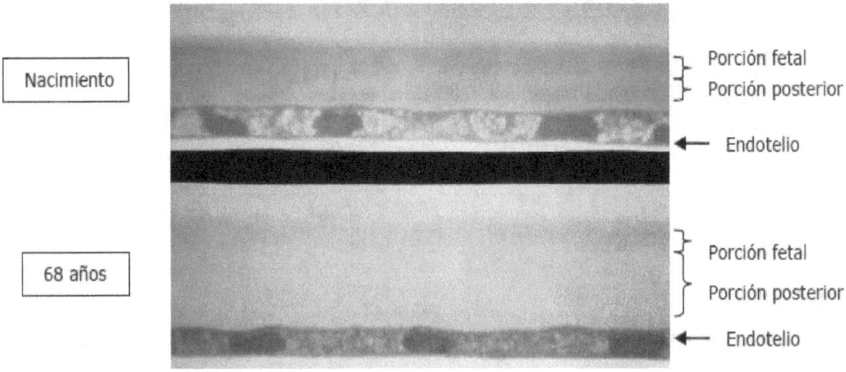

Figura 5. *Cambios en la membrana de Descemet con el tiempo. Engrosamiento de la porción posterior. Además, pueden apreciarse modificaciones en el endotelio: disminución en la densidad celular. Modificado de (2).*

1.1.5. Endotelio o epitelio posterior

Se trata de un epitelio plano simple situado en la parte posterior de la córnea de 5 µm de grosor aproximadamente, que se encuentra en contacto con el humor acuoso. Sus células tienen morfología hexagonal lo que otorga una disposición en forma de mosaico (3). El número de estas es elevado (en torno a 3000 o 3500 células /mm^2) y en su citoplasma tiene lugar una importante síntesis de ATP por parte de las mitocondrias. Gracias a su elevado metabolismo basal, estas células pueden llevar a cabo el control de la hidratación del estroma. Se considera que la existencia de un número menor a 500-700 células /mm^2, puede relacionarse con una importante pérdida de función endotelial y como consecuencia, un aumento del riesgo de desarrollar edema corneal (7,8). La cantidad de células disminuye tanto con la edad como con traumatismos o inflamaciones (7). Sin embargo, esta pérdida se compensa gracias a dos fenómenos que tienen lugar en el resto de células llamados polimegatismo y pleomorfismo, aumento de tamaño y diversidad de la forma, respectivamente (

Figura 6) (2,3). Por otro lado, algunos autores han demostrado que el endotelio de la córnea tiene capacidad de proliferar y regenerarse ya que posee células madre indiferenciadas (8). Otros, han descrito esta regeneración a partir de células del limbo o de células endoteliales adultas que hayan sufrido manipulación genética (3).

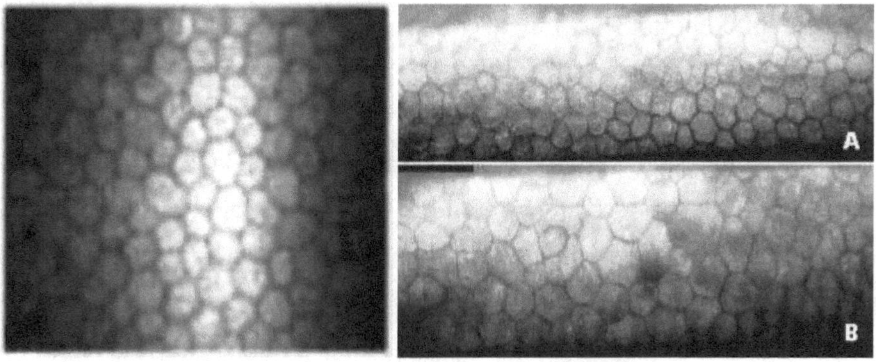

Figura 6: *Imágenes del endotelio corneal humano obtenidas mediante microscopía confocal. La imagen de la izquierda y la imagen A proceden de un endotelio sano. La imagen B pertenece a un paciente con una pérdida leve de células endoteliales, puede apreciarse el polimorfismo y el polimegatismo de las células endoteliales. Tomada de (2).*

1.2. FUNCIONES DE LA CÓRNEA

La córnea desempeña numerosas funciones, entre las cuales podemos destacar dos más importantes: óptica y barrera frente al medio externo.

1.2.1. Función de barrera frente al medio externo

La córnea actúa como una importante barrera de protección ante el medio, impidiendo la entrada física de agentes externos en las zonas más profundas del globo ocular. Las capas histológicas que la componen se encuentran muy cohesionadas, lo que, junto a la estrecha relación que existe entre esta, la conjuntiva, la lágrima y los párpados, ayuda a formar un sistema de protección muy eficaz (3).

1.2.2. Función óptica: el dioptrio corneal

La córnea permite la refracción y transmisión de la luz a través de sí misma debido a su transparencia. Esta se logra gracias a la gran regularidad de su estructura, principalmente la red tridimensional formada por las fibras de colágeno del estroma, junto a la ausencia de vasos sanguíneos. Además, actúa como una lente convergente de 42 dioptrías, lo que le da una elevada capacidad refractiva siendo el 70% del total de refracción del ojo (3,8).

1.3. EL LIMBO ESCLEROCORNEAL

Existe una estructura que se halla en la zona de transición entre la córnea y la esclerótica que recibe el nombre de limbo esclerocorneal. Este tiene un epitelio situado entre el epitelio conjuntival y el corneal (3,8).

Desempeña múltiples funciones, entre las que encontramos cicatrización corneal, nutrición de la córnea periférica, regeneración del epitelio corneal, inmunovigilancia y respuestas de hipersensibilidad. También actúa como barrera impidiendo que el tejido conectivo de la esclerótica y la conjuntiva llegue a la córnea. Sin embargo, entre todas estas destaca la de **reservorio de células madre**, que permiten la regeneración y el mantenimiento del epitelio corneal. Por esta razón es de elevada importancia constituyendo una gran fuente de tratamientos regenerativos corneales (8).

2. OBJETIVOS

El objetivo marcado para la realización de este trabajo es la búsqueda bibliográfica acerca de la ingeniería tisular de la córnea, desde el punto de vista del trasplante corneal.

Dentro de este objetivo general se desglosan una serie de objetivos específicos entre los que destacan:

- La descripción y clasificación del trasplante de córnea.
- La definición de las técnicas y materiales aplicados en ingeniería tisular de córnea.
- La descripción de los biomateriales aplicados en córneas sintéticas.
- La exposición de los últimos avances en nuevas terapias basadas en ingeniería tisular que se están desarrollando actualmente en el mundo de la investigación.

3. MATERIALES Y MÉTODOS

Se ha realizado una búsqueda bibliográfica de información actual en distintas bases de datos tales como PubMed, Web Of Science y Google Académico.

Los términos clave utilizados fueron: "tissue engineer", "corneal disease", "biomaterials", "corneal transplantation", "keratoprosthesis", "3D bioprinting", entre otros.

La búsqueda del resto de bibliografía empleada se llevó a cabo a partir de artículos ya obtenidos, realizando una "búsqueda inversa en cadena" encontrando así nuevos artículos de interés para la revisión. El idioma de los artículos empleados es principalmente el inglés, aunque se utilizaron también bastantes en español.

4. TRASPLANTE DE CÓRNEA

Tal y como se ha indicado anteriormente, la enfermedad corneal es de las causas más importantes de ceguera a nivel mundial (4). A pesar del elevado número de estas patologías, la mayoría tienen tratamiento médico gracias a que la córnea tiene gran capacidad de regeneración. Sin embargo, cuando la afectación del tejido es muy elevada y se crea un daño permanente, se acude a la sustitución tisular. Esta recibe el nombre de **queratoplastia o trasplante corneal** (3).

4.1. QUERATOPLASTIAS

Experimentos con aloinjertos y xenoinjertos remontan la historia del trasplante de córnea hasta hace más de dos siglos (5). Un aloinjerto es aquel que proviene de un donante cadáver de la misma especie (3) y un xenoinjerto es aquel que se realiza entre individuos de distinta especie.

Durante el siglo XIX se desarrollaron distintas técnicas para la queratoplastia, sin embargo, la primera queratoplastia penetrante que se realizó con éxito tuvo lugar en 1905 por Eduard Zirm. Años después, en 1914, Anton Elsching llevó a cabo la primera queratoplastia lamelar exitosa (5,11). Debido a la introducción de esteroides tópicos y mejoras quirúrgicas, la queratoplastia penetrante se convirtió, en la década los 50, en el centro de la cirugía de trasplante de córnea hasta hace poco. Pero desde hace 10 años, la queratoplastia lamelar ha cogido impulso, siendo cada vez más utilizada (5).

Antes de todo trasplante, debe llevarse a cabo una adecuada preparación del entorno ocular: optimización el estado de superficie ocular para reducir los efectos adversos de las enfermedades de esta zona, tales como el ojo seco o enfermedades inflamatorias, en cuyo caso se deben incluir terapias locales y sistémicas (5).

Actualmente, estos dos tipos de queratoplastias son los más utilizados, distinguiéndose en función del espesor del injerto (3).

4.1.1. Queratoplastia penetrante (PK)

La queratoplastia penetrante consiste en la implantación de un segmento corneal de espesor completo que proviene de un donante cadáver (Figura 7) (3). Suele dar buenos resultados siendo la técnica más utilizada actualmente (8). Sin embargo, debido al desarrollo de la queratoplastia lamelar anterior y posterior, se han reducido las indicaciones de la queratoplastia penetrante únicamente a aquellos casos en los que la afectación se produce a nivel de todas las capas corneales (12).

Algunas de las ventajas que han posibilitado la realización de este trasplante son las siguientes: no es necesario medicación inmunosupresora tras la cirugía, ya que no tiene que existir compatibilidad entre donante y receptor. Además, las córneas se pueden obtener tanto de donantes con muerte cerebral como de cadáveres fallecidos en horas inmediatas, lo que facilita que se disponga de tejido donado suficiente (12).

En función de las indicaciones para la queratoplastia penetrante, podemos clasificarla en cuatro tipos:

- Queratoplastia óptica. Trata de mejorar la agudeza visual que ha disminuido por las opacidades corneales. Supone el 90% de las queratoplastias (2,8).
- Queratoplastia tectónica o reconstructiva. Busca la restauración de la estructura de la córnea (2,8).
- Queratoplastia terapéutica. Suele utilizarse cuando no hay respuesta a tratamiento médico de queratitis infecciosas (2,8).
- Queratoplastia cosmética. La finalidad de esta queratoplastia es la recuperación de la apariencia normal del ojo con pérdida de visión que tiene aspecto poco estético (2,8).

4.1.2. Queratoplastia lamelar

En esta técnica se reemplaza la parte dañada por tejido sano de donante cadáver, manteniendo intacto el tejido sano del receptor (2). Existen tres tipos de queratoplastias lamelares: la anterior, la anterior profunda y la posterior o queratoplastia endotelial (Figura 7) (13).

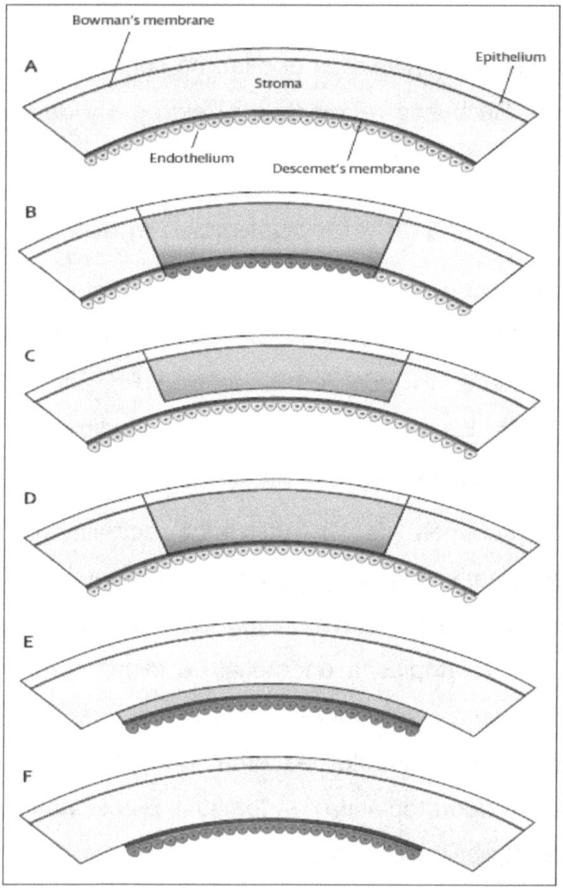

Figura 7. *Tipos de queratoplastias. (A) Capas de la córnea. (B) Queratoplastia penetrante. (C) Queratoplastia lamelar anterior. (D) Queratoplastia lamelar anterior profunda. (E) DSAEK. (F) DMEK. Tomada de (5).*

4.1.2.1. Queratoplastia lamelar anterior (ALK)

En esta el tejido sustituido es el epitelio y el estroma anterior. Está indicada en problemas que afecten a los 300 µm superficiales de la córnea (8).

4.1.2.2. Queratoplastia lamelar anterior profunda (DALK)

El tejido que se sustituye es el estroma completo, debiendo estar el endotelio sano. Se busca retirar todo el estroma y dejar únicamente la membrana de Descemet y el endotelio (8,13).

4.1.2.3. *Queratoplastia lamelar posterior o endotelial (PLK o EK)*

En esta técnica se reemplaza el tejido corneal posterior, incluido el endotelio. Se utiliza cuando existe un fracaso endotelial (8) y es una alternativa adoptada en todo el mundo a la PK para tratar trastornos endoteliales (14). En los últimos años, el rendimiento de la EK ha aumentado, mientras que el de PK ha disminuido (15).

Entre los subtipos de EK utilizados actualmente encontramos: DSAEK (Descemet's stripping automated endotelial keratoplasty) o queratoplastia endotelial automatizada con pelado de membrana de Descemet y la queratoplastia endotelial de la membrana de Descemet (DMEK) (16). Además, se conoce la DMAEK o queratoplastia endotelial automatizada de membrana de Descemet, que, junto a la DMEK, suponen avances en la queratoplastia endotelial. Estos dos procedimientos suponen una rehabilitación visual más rápida, una minimización de las complicaciones postoperatorias de la superficie ocular y permiten mantener mejor la densidad de las células endoteliales que DSAEK (17).

Sin embargo, aunque la queratoplastia obtiene buenos resultados y cuenta con una elevada experiencia, implica algunos **inconvenientes**, tales como la escasez de donantes o la posibilidad de que se produzca un rechazo del injerto (3). El tejido disponible de donantes se dice que es suficiente para 1 de cada 70 pacientes, lo que indica que el 53% del total de población mundial no tiene acceso a trasplante de córnea. Además, estudios han demostrado que el 23% de pacientes sometidos a queratoplastia experimentaron rechazo tras 5 años desde la operación en forma de edema corneal. Influye también el elevado coste y la extracción segura de la córnea donante, su almacenamiento y transporte (15). Si existe la posibilidad de rechazo o fracasos previos tras varias cirugías, la técnica de la queratoplastia no sería la indicada, dejando paso a lo que se conoce como **queratoprótesis (KPro)** (18). Estas son prótesis corneales artificiales que constituyeron los primeros pasos en el avance de la ingeniería tisular de la córnea.

5. INGENIERÍA TISULAR

"La ingeniería de tejidos es la ciencia de reparar, reemplazar y mejorar las propiedades funcionales del tejido biológico, como órganos enfermos o dañados, a través de la combinación de células, moléculas biológicamente activas, componentes biológicos sintéticos e innatos" (19). El término surgió en 1987 durante una reunión de la Fundación Nacional de Ciencias de Estados Unidos (2). Básicamente consiste en el cultivo de células en una matriz tridimensional y su enriquecimiento con factores de crecimiento de manera que puedan proliferar y, una vez obtenido el tejido artificial, trasplantarlo a un órgano receptor para su funcionamiento (20). Los tejidos artificiales que se fabrican reciben el nombre de equivalentes o sustitutos tisulares (21).

Esta disciplina ha experimentado un desarrollo elevado en los últimos años que viene justificado por dos elementos importantes. El primero son las largas listas de espera en los trasplantes incluyendo la escasez de donantes. La segunda razón es el planteamiento de que utilizar prótesis autólogas elimina la posibilidad de rechazo (8). Diversos grupos de trabajo centrados en ingeniería tisular han creado distintas aproximaciones para poder encontrar sustitutos adecuados y válidos (3). La fabricación de estas prótesis biológicas mediante ingeniería tisular necesita de tres factores: la tecnología celular, la tecnología de constructos y por último, la integración en un sistema vivo (8).

5.1. TECNOLOGÍA CELULAR

La fuente celular es lo primero que se necesita para la fabricación de los equivalentes tisulares. Las células deben presentar capacidad de proliferación y crecimiento y estar ausentes de microorganismos u otro tipo de contaminación (2,8,20). Existen tres tipos de células que se utilizan: autólogas[1] , alogénicas o heterólogas[2] y xenólogas o xenogénicas[3] (8).

Tras la obtención de las células, estas deben ser modificadas en busca de la función requerida. La principal fuente de células son las **células madre** o células troncales (stem-cells), ya que cuentan con una tremenda capacidad de dividirse de forma indefinida y de diferenciarse en distintos tipos celulares, tanto morfológica como funcionalmente. En función de su origen, pueden clasificarse en (2):

- Embrionarias: se obtienen a partir de la masa celular interna de embriones de humanos en blastocisto.
- Adultas: aisladas de células indiferenciadas de tejidos adultos.

Otra manera de clasificar a estas células es según su potencialidad, que es la capacidad de diferenciarse en distintos tipos celulares (20):

- Totipotenciales. Tienen la capacidad de generar cualquier tipo de tejido, o incluso un nuevo organismo completo (8). Concretamente, estas células son el cigoto, blastómeros y células de la mórula (20).

---

[1] Proceden del propio paciente y, por tanto, no existe respuesta de tipo inmunológico
[2] Pertenecen a un individuo de la misma especie y provocan respuesta inmunológica
[3] Proceden de individuos de una especie diferente provocando respuestas inmunológicas agudas

- Pluripotenciales. Pueden generar cualquier tipo de tejido, pero no así un organismo completo (8).
- Multipotenciales. Están dirigidas a la formación de un tejido específico. Tienen la capacidad de autorrenovarse a lo largo de la vida del individuo. Un ejemplo de estas células son las de la médula ósea que se diferencian en todas las células del sistema hematopoyético (2,20).
- Unipotenciales. Únicamente se pueden diferenciar a un tipo específico de células. Un ejemplo de ellas son las células madre del epitelio del limbo esclerocorneal que se diferencian en células del epitelio corneal (2).

La mayor parte de las células madre adultas son multi o unipotenciales, a diferencia de las toti y pluripotenciales que tienen origen embrionario. A la hora de realizar el mejor uso de ellas, es importante conocer cuáles son las vías de diferenciación y los factores que llevan a las células a diferenciarse hacia un tipo concreto (8).

Una vez que se han obtenido las células madre, estas deben estimularse para su replicación hasta llegar a un número suficiente, lo cual debe realizarse en los medios de cultivo apropiados. Las células toti, pluri y multipotenciales requieren ser manipuladas para dirigirlas hacia la función requerida y el tipo celular deseado. Estas modificaciones pueden realizarse mediante manipulación genética o cambios del medio extracelular (2).

5.2. TECNOLOGÍA DE CONSTRUCTOS

El desarrollo de un modelo tridimensional constituye el siguiente paso tras la selección de la fuente celular. Estos modelos reciben el nombre de **constructos o equivalentes** y en ellos las células se organizan espacialmente buscando las características funcionales del tejido al que se quiere sustituir (8).

Encontramos distintos tipos de constructos (Figura 8):

- Automontaje celular. Las células aisladas previamente cultivadas se encargan de sintetizar la matriz extracelular que las rodea (2).
- Matriz acelular. Consiste en una estructura de biomateriales acelulares en la que, una vez implantada, es necesaria la colonización de las células huéspedes para inducir la regeneración tisular (2,8,22).
- Constructo polimérico con células cultivadas. Se trata de biomateriales en los cuales se cultivan las células madre adecuadas al tejido que se va a sustituir (2,22).

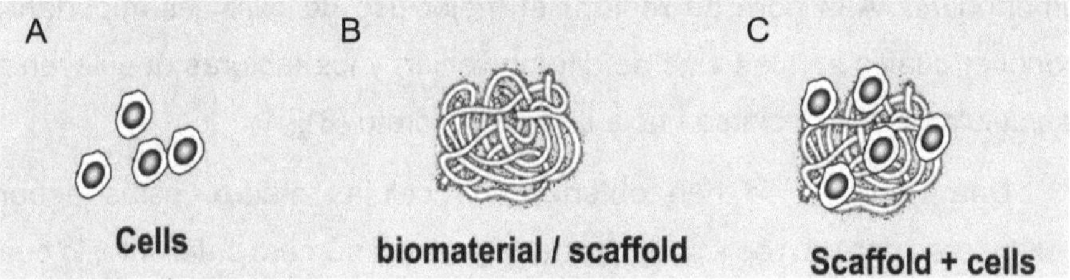

Figura 8. *(A) Automontaje celular. (B) Matrices acelulares. (C) Constructo con células cultivadas. Modificado de (22).*

Cuando se tiene el constructo fabricado, se procede a su implantación en el receptor ya sea durante los primeros 5 días después de su fabricación o tras conservarlo en frío hasta el momento de su implantación (a -70 ^{0}C) (2,8).

5.3. INTEGRACIÓN EN UN SISTEMA VIVO

Una vez se ha implantado el constructo, debemos comprobar que se cumplen unos criterios de viabilidad y funcionalidad adecuados. Es imprescindible la aceptación inmunológica por parte del receptor para evitar que se produzca el rechazo del injerto. Lógicamente, si se trata de células autólogas no se produce rechazo; sin embargo, para trasplantes de tipo alogénico en los que el rechazo es una opción, se procede al bloqueo de la señal necesaria para desencadenar la respuesta inmune, mediante el uso de fármacos que permiten el éxito del implante (8).

Además de impedir el rechazo, existe la necesidad de que el constructo sea biocompatible, es decir se adapte a la zona receptora y realice las funciones necesarias sin desencadenar respuesta inflamatoria. El uso de matrices que integren moléculas presentes en la sustancia extracelular del tejido que se va a reemplazar es una opción para evitar una posible respuesta inflamatoria (2).

6. INGENIERÍA TISULAR DE LA CÓRNEA

La ingeniería tisular de la córnea surge como una alternativa a las queratoplastias, siendo un importante punto de inflexión en el tratamiento quirúrgico de las enfermedades corneales. El implante de equivalentes corneales biológicos y queratoprótesis sintéticas ayudan a la restauración de la función corneal y agudeza visual deseadas (8). Muchos son los desafíos para poder construir estos sistemas por ingeniería tisular, tales como que sea compatible, mecánicamente fuerte y ópticamente trasparente (23).

Cualquier **sustituto o constructo corneal** debe permitir el paso de luz a través de él de forma similar a como lo hace la córnea humana, además de mantener la función de barrera ante agentes externos de manera eficiente. La curvatura debe ser la adecuada para su implantación en el ojo, así como sus materiales propicios para no desencadenar una respuesta a nivel inmunológico ni inflamatorio permitiendo el éxito de la prótesis (2).

Debido a la gran importancia que tiene la ingeniería tisular de la córnea, diversos grupos de investigadores han establecido una serie de **criterios** que se deben cumplir en los constructos, englobando los mencionados anteriormente (3):

a) El constructo debe mantenerse estable en el ojo durante un período de tiempo largo evitando provocar respuestas inmunológicas o inflamatorias.
b) La parte central debe ser transparente y la imagen sobre la retina tener alta calidad.
c) Debe poder producirse el crecimiento de los queratocitos estromales en el interior del componente estromal, así como la producción y el depósito de la ECM.
d) El anclaje del constructo debe realizarse mediante la colonización de queratocitos y proteínas que permitan desarrollar la fuerza de tensión suficiente para que el constructo esté en su sitio.
e) Debe existir el paso de nutrientes a través de la zona periférica.
f) La superficie anterior compuesta por epitelio corneal debe poder repararse si se produce una agresión.
g) No debe existir degradación por enzimas ni rechazo inmune frente a la superficie posterior.
h) El constructo debe permitir la entrada de nervios hacia el epitelio.
i) Debe impedir que crezcan vasos en su interior, manteniendo la avascularidad de la córnea.
j) Debe existir adhesión, proliferación y migración celular a través del constructo.

En ingeniería tisular, se presentan dos tipos de construcciones corneales: queratoprótesis o prótesis corneales artificiales y equivalentes corneales biológicos o córnea biosintética artificial.

6.1. QUERATOPRÓTESIS O PRÓTESIS CORNEALES ARTIFICIALES

Las queratoprótesis (KPro) se dividen estructuralmente en dos partes: una parte central formada por un cilindro óptico y una parte periférica llamada faldón o collar. La columna óptica central requiere un buen rendimiento óptico y, generalmente, está hecha de un material inorgánico transparente con el diámetro de la córnea real, que proporciona un canal óptico adecuado (24) La falda o el collar que rodea el cilindro óptico se engancha al tejido receptor desempeñando un papel de soporte, promoviendo la integración celular del huésped (25). En la Figura 9, se indica el esquema típico de una queratoprótesis, concretamente la Boston de la que hablaremos más adelante. Para mejorar la estabilidad *in vivo* y mantener la función adecuada de la córnea, los materiales con los que se fabrican las queratoprótesis son biocompatibles y no degradables (24).

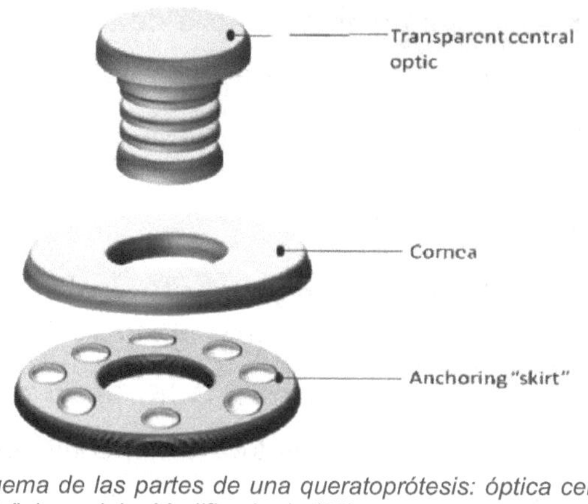

***Figura 9**. Esquema de las partes de una queratoprótesis: óptica central transparente, injerto corneal y "falda" de anclaje. Modificado de (25).*

Las KPro o prótesis corneales artificiales comenzaron a intentar producirse en el siglo XVIII. En 1771, el oftalmólogo Guillaume Pellier de Quengsy propuso la sustitución del tejido corneal dañado por una córnea de fabricación artificial (26). Esta consistía únicamente en una lámina de cristal transparente, sin embargo, los resultados obtenidos fueron poco satisfactorios (2). Posteriormente, comenzaron a utilizarse celulosa o polimetilmetacrilato (PMMA) sin obtenerse, de nuevo, resultados alentadores. Las prótesis eran extruidas, y, estudiando cuál podía ser la razón de esto, se descubrió que la zona periférica del injerto no era biocompatible con el receptor, de manera que no se producía la colonización de la misma por los queratocitos. Se realizaron prótesis con óptica de PMMA rodeada de politetrafluoroetileno (PTFE) reforzada con Dacron y tejido autólogo (2,8).

Para la parte central se han ido probando diversos materiales además de los mencionados previamente, tales como silicona o hidrogeles de alcohol polivinílico como el PHEMA (poli-2-hidroxietilmetacrilato), los cuales, junto a un material poroso periférico, cumplen los criterios necesarios (8).

El siglo XX supuso un gran desarrollo de la parte periférica de las queratoprótesis en la búsqueda de material biológico o biocompatible para evitar la extrusión (18).

6.1.1. Queratoprótesis biológicas

En 1960, Claes Dohlman diseñó la KPro Boston tipo I, pero no fue hasta 1992 cuando la FDA la aprobó (26). En 1963, Benedetto Strampelli desarrolló la osteodontoqueratoprótesis (OOKP) y en 1980 el doctor José Temprano la Tibia KPro (18). Estas tres están compuestas por material biológico en su parte periférica (Figura 10).

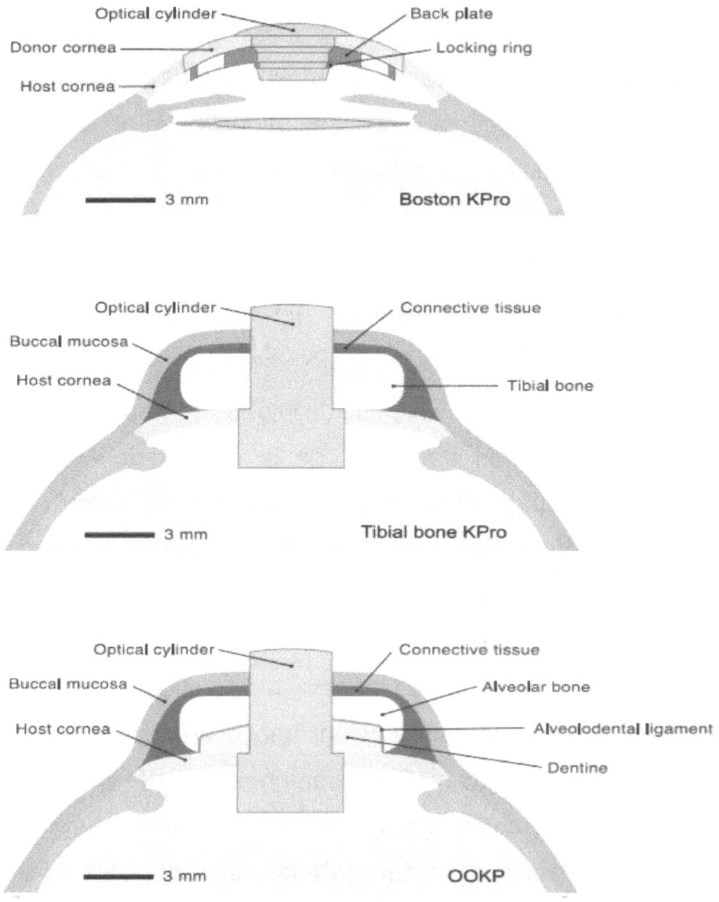

Figura 10. *Esquema de tres queratoprótesis biológicas. Modificado de (27).*

6.1.1.1. Osteodontoqueratoprótesis (OOKP) o queratoprótesis de Strampelli

Surgió en base a la creencia de que un material biológico se toleraría de mejor manera que uno sintético (8). Consiste en una óptica rígida de PMMA como parte central y un diente (generalmente un canino) extraído del paciente como faldón, tal y como se aprecia en la Figura 11 (2,18). Es la técnica de elección en casos de opacidad corneal severa con ojo seco asociada a alto riesgo de rechazo inmunológico (26).

El proceso cuenta con varias fases. Primero ha de extraerse el canino del paciente junto al hueso alveolar y su periostio, prepararlo e implantarlo en el tejido subcutáneo (normalmente de la mejilla) en un período de 2 a 4 meses para permitir la colonización por parte de los fibroblastos. Posteriormente, se retira y se procede a la colocación de la queratoprótesis en el ojo afectado, en el cual se había implantado previamente un injerto de la mucosa bucal (18).

Las complicaciones de este tipo de injertos se clasifican en tempranas y tardías. Las primeras dependen de la técnica de preparación y el procedimiento quirúrgico y en las segundas se encuentran subluxación, expulsión y endoftalmitis (28). Hay numerosos estudios que sugieren un reducido número de complicaciones en el uso de OOKP respecto a otras queratoprótesis. Además, con el tiempo han surgido innovaciones en la técnica original de Strampelli de manera que se puede disminuir el número de incidencias a nivel anatómico y funcional a largo plazo. La prótesis que cuenta con estas ventajas recibe el nombre de OOKP modificada (29). La OOKP ha sufrido también otro tipo de modificaciones, surgiendo la Tibia KPro (26). La utilización de tibia o cerámica se reduce a casos en los que no se puede extraer diente, como por ejemplo fumadores o personas con un número escaso de dientes (18).

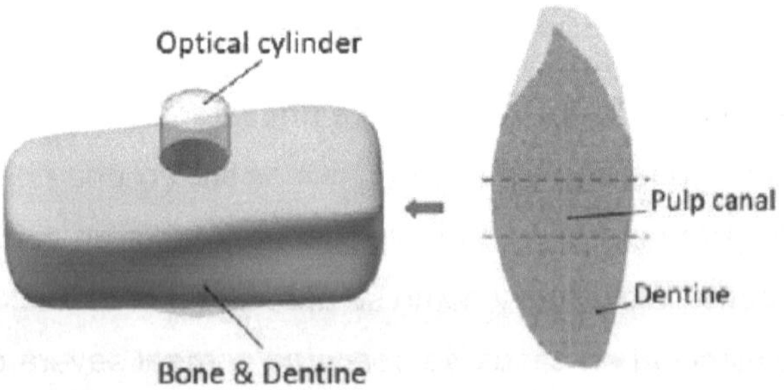

***Figura 11**. Osteodontoqueratoprótesis (OOKP). Fabricada con diente autólogo y hueso alveolar + poli(metilmetacrilato) o PMMA. Modificado de (24).*

6.1.1.2. *Queratoprótesis Boston o Dohlman-Doane*

Fue aprobada por la FDA en 1992 y se trata de la queratoprótesis que más se ha implantado en todo el mundo, sobre todo la tipo I (18). Consiste en una prótesis no integrada que está formada por dos piezas de PMMA, una anterior y una posterior, que cubren una córnea de donante. Cuentan con un anillo de titanio que actúa como cierre de seguridad. La KPro Boston tipo I se coloca directamente sobre la superficie ocular y la tipo II a través de los párpados (18), ya que cuenta con una protuberancia anterior de 2 mm que penetra atravesando el párpado cerrado (Figura 12) (5).

Esta KPro está indicada en casos en los que el injerto haya fracasado varias veces siempre que exista una buena función lagrimal y palpebral (26). El tratamiento postoperatorio incluye el uso de una lentilla permanente, así como la utilización de antibióticos tópicos de amplio espectro y esteroides tópicos durante un largo período de tiempo. Por último, es necesario tratamiento anti glaucoma, ya que este se presenta como una posible complicación a largo plazo de la KPro Boston tipo I, aunque a corto plazo la recuperación visual es rápida (5,27).

En cuanto a las posibles mejoras de futuro para las KPro Boston tipo I se encuentran las siguientes (18):

- Cambio de materiales. Se ha introducido el titanio que es más fino que el PMMA.
- Añadir una cubierta antibacteriana.
- Lentillas con liberación prolongada de fármacos.
- Profilaxis antifúngica mejorada.

- Control de la presión intraocular con nuevos dispositivos.

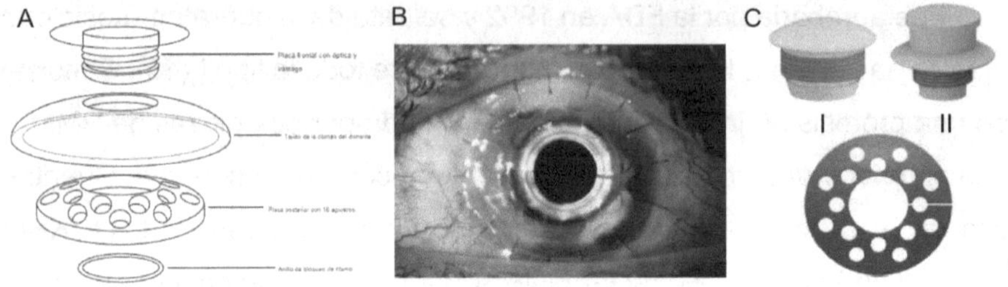

Figura 12. (A) Componentes de KPro Boston tipo I. (B) KPro Boston I implantada en su lugar. (C) KPro Boston tipo I y tipo II. Modificado de (5,24).

6.1.2. Queratoprótesis biocompatibles

La parte periférica de estas cuenta con un material biocompatible que facilita el crecimiento de queratocitos y fibroblastos del receptor ayudando a la fijación de la queratoprótesis (2). Existen distintos modelos: KPro de Cardona, KPro de Legeais, de Pintucci, queratoprótesis Alphacor o Chirila, Keralia o KeraKlear, KPro tipo Seúl, KPro MICOF (Moscow Eye Microsurgery Complex in Russia), Stanford KPro y KPro de Cork o Champagne (2,18).

6.1.2.1. Queratoprótesis de Cardona

Está formada por una óptica de PMMA que está rodeada de PTFE expandido con refuerzo de Dacron y tejido autólogo (2), gracias al cual se disminuye la velocidad de extrusión y que es esencial para esta queratoprótesis (30).

6.1.2.2. Queratoprótesis de Legeais

Existen tres tipos:

- Legeais BioKpro I. Consta de cuatro piezas: una falda de PTFE de 9 mm de diámetro con poros de 80 mm, una óptica de PMMA de 4 mm de diámetro y 2,67 mm de longitud, un clip de fijación y un anillo de sellado ambos de 5 mm de diámetro de PMMA. Surgieron algunas limitaciones como que la óptica rígida de PMMA impedía mediciones de la presión intraocular y no se integraba con el estroma. Además, los clips de fijación eran demasiado débiles para que el implante fuera estable y seguro a largo plazo (31).

- Legeais BioKpro II. Surge de la búsqueda para evitar algunas de limitaciones de la tipo I. La óptica aumentó de diámetro a 7 mm y disminuyó de espesor a 0,55 mm respecto a la de primera generación. Esta es de poli-dimetilsiloxano (PDMS) recubierto con poli-vinilpirrolidona (PVP) y cuenta con un disco opaco de PTFE actuando como falda. El PDMS es un copolímero más distensible lo que permite que el dispositivo sea similar a la córnea humana (31).
- Legeais BioKpro III. Surge como alternativa a la OOKP, cuya intervención es más compleja, y a la Dohlman, ya que ha tenido malos resultado en pacientes con penfigoide cicatricial ocular y el síndrome de Stevens-Johnson. Cuenta con una óptica central de silicona y una falda porosa de PTFE, las cuales son más pequeña y más grande, respectivamente, que la II (Figura 13) (31) .

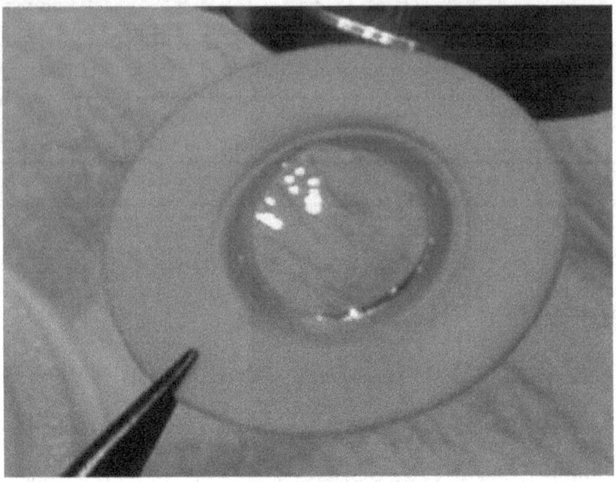

***Figura 13**. Legeais BioKPro III antes de su implantación. Modificado de (31).*

6.1.2.3. Queratoprótesis de Pintucci

Se desarrolló en 1979 por Pintucci y cuenta con un cilindro óptico de PMMA integrado con un elemento biocompatible de Dacron. Se realizó un estudio con tres grosores distintos de Dacron: 0,25 mm, 0,6 mm y 1,4 mm buscando la optimización del implante. Se obtuvo que el tejido de 0,25 mm se recubría únicamente de tejido conectivo, y que los de 0,6 y 1,4 mm se colonizaban perfectamente, pero el de 1,4 perdía un poco de flexibilidad. Debido a estos resultados, estuvo utilizándose la queratoprótesis de Pintucci con 0,6 mm de Dacron obteniéndose buenos resultados (32).

6.1.2.4. Queratoprótesis AlphaCor o Chirila

Se implantó por primera vez en 1992. Consta de una pieza única de 7 mm de diámetro de poli-2-hidroxietilmetacrilato (PHEMA), material hidrofílico y flexible (Figura 14). La parte más periférica tiene poros y es la que colonizan los queratocitos y la central tiene un diámetro de 4,5 mm y es transparente (18). Se demostró que las esponjas PHEMA constituyen un ambiente favorable para la colonización celular, sin embargo, la presencia de células inflamatorias durante un tiempo, sugirió que el proceso de curación era prolongado (33).

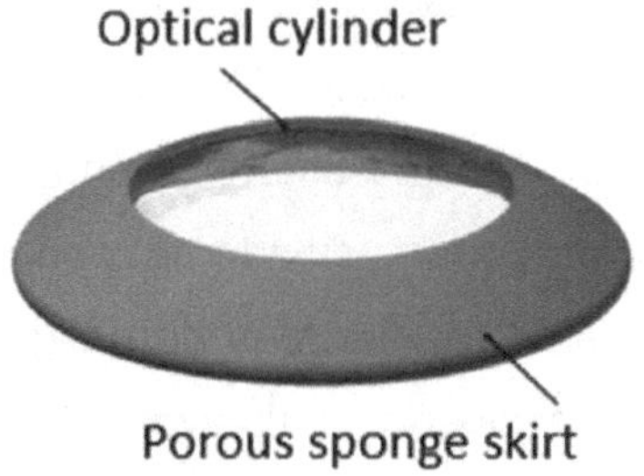

***Figura 14**. KPro AlphaCor constituida por PHEMA. Modificado de (24)*

6.1.2.5. Queratoprótesis KeraKlear o Keralia

Consiste en una córnea artificial plegable de una sola pieza diseñada para formar una ventana transparente en la superficie opaca de la córnea. Tiene 7 mm de diámetro y su óptica central es de 4 mm. La parte periférica cuenta con 8 agujeros que facilitan la fijación, hidratación y nutrición (Figura 15) (34). La cirugía es parecida a la DALK, implantándose la KPro en el lugar donde se colocaría la córnea de donante (18).

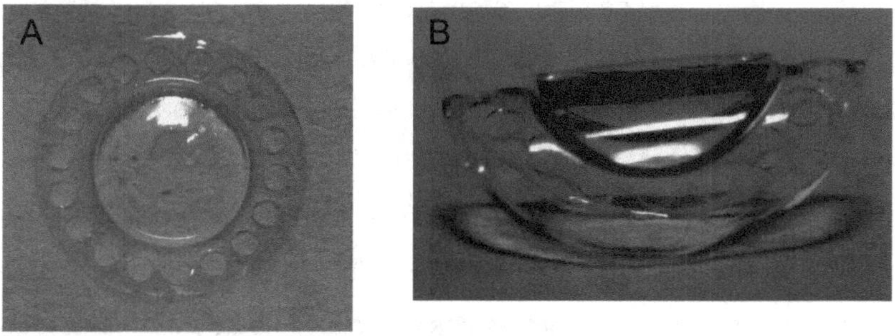

***Figura 15**. (A) Queratoprótesis KeraKlear. (B) KeraKlear plegada preparada para la implantación. Modificado de (34)*

6.1.2.6. Queratoprótesis MICOF

Cuenta con un soporte de titanio y una óptica cilíndrica de PMMA, la cual se implanta tres meses después (Figura 16). Como postoperatorio tras la primera intervención se prescriben esteroides intravenosos y antibióticos orales y tópicos. Después de la segunda intervención, las prescripciones de tratamientos son similares a la etapa 1 y se realiza seguimiento durante varios meses (35). Esta queratoprótesis mejoró la visión de pacientes con Síndrome Stevens-Johnson, pero surgen algunas complicaciones postoperatorias, siendo la principal la fusión corneal. Además de esta, existen otros factores de riesgo para la pérdida visual como la endoftalmitis infecciosa y el glaucoma (36).

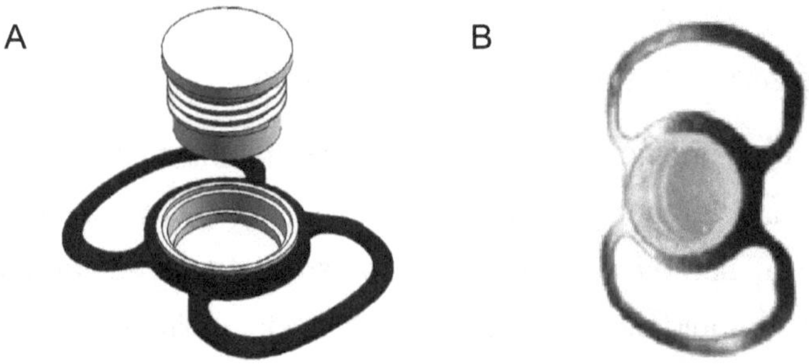

Figura 16. *(A) Ensamblado de la KPro MICOF. (B) KPro MICOF: PMMA + titanio. Modificado de (24,35)*

Hasta ahora, hay seis queratoprótesis bien desarrolladas del todo, y estas son la osteodontoqueratoprótesis (OOKP), las queratoprótesis tipo I y tipo II de Boston, la queratoprótesis AlphaCor, la queratoprótesis tipo Seúl, y la queratoprótesis KeraKlear. Sin embargo, debido a las características especiales de los materiales y la estructura, las limitaciones de la queratoprótesis actuales son las siguientes (24):

1. Como dispositivos protésicos artificiales, la queratoprótesis suele ser dura y no es cómoda de usar, incluso puede causar desgaste en el tejido autólogo que puede provocar complicaciones, tales como extrusiones, endoftalmitis, glaucoma, formación de membranas pre y retroópticas o infecciones.

2. Debido a las características de la prótesis externa, el proceso de trasplante es más complejo que el del aloinjerto corneal. Por ejemplo, la OOKP y la KPro AlphaCor requieren dos fases quirúrgicas.
3. Tienen un campo de visión limitado, por ejemplo, la queratoprótesis tipo I de Boston deja un ángulo de 60°.
4. La apariencia no es satisfactoria, debido a que solo es transparente el cilindro óptico central, mientras que el color y la estructura de la falda afectan la apariencia de la córnea.

Debido a estas limitaciones, su uso se ha restringido a casos en los que la queratoplastia fracasa y se ha investigado en búsqueda de prótesis corneales que sean verdaderamente compatibles con el tejido receptor (2).

6.2. EQUIVALENTES CORNEALES BIOLÓGICOS O CÓRNEA BIOSINTÉTICA ARTIFICIAL

Con el fin de abordar las complicaciones que surgen en las queratoprótesis, surge en 1999 el concepto de córnea fabricada mediante ingeniería de tejidos que utiliza células autólogas cultivadas. Se han ido evaluando diferentes tipos de andamios gracias al desarrollo de materiales y técnicas de fabricación. Las córneas biosintéticas generalmente están hechas de polímeros naturales y sintéticos que son biocompatibles, transparentes, suaves y similares a la córnea natural para que puedan unirse con tejidos autólogos. El desarrollo de la córnea biosintética artificial todavía se encuentra en un punto intermedio de estudio y rara vez llega a la etapa clínica. La córnea ideal estaría compuesta por una estructura de espesor completo con células endoteliales, queratocitos y epitelio del huésped, así como el andamio estromal acelular completamente funcional

(24). A pesar de que muchos científicos han desarrollado prótesis que asemejan de forma parcial la córnea humana, aún no se ha conseguido la síntesis de una córnea de espesor completo (8). Una de las mayores complicaciones, consiste en la construcción *in vitro* de la capa más interna de la córnea, el endotelio (2), ya que han sido pocos los grupos que han logrado adicionar este componente sobre los otros dos ya integrados: el estroma y el epitelio (3). Esta córnea biosintética artificial con propiedades biológicas y ópticas adecuadas a largo plazo, será la dirección que siga la investigación en este campo (Figura 17) (24). Además, se trata de una herramienta muy útil de cara a futuros desarrollos tanto médicos como farmacológicos, ya que podría permitir llevar a cabo estudios de absorción de fármacos (37) o de condiciones oculares patológicas. También, exámenes de toxicidad *in vivo* sin la utilización de animales de experimentación.

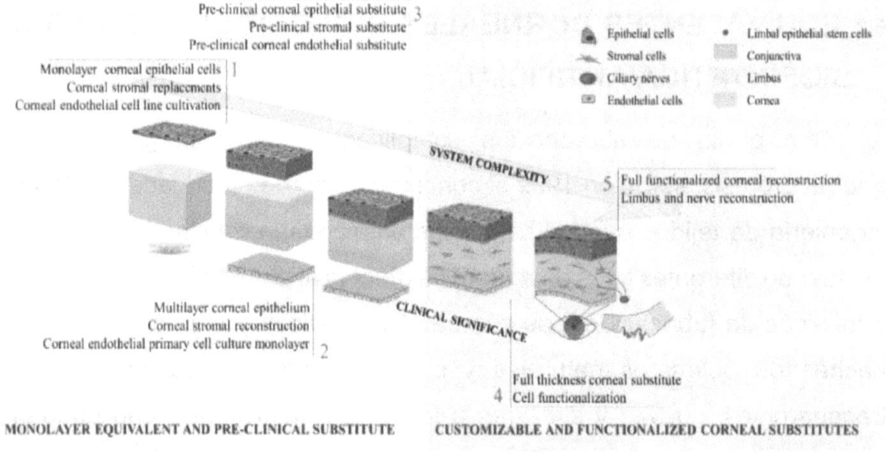

Figura 17. *La importancia clínica aumenta con la complejidad del sistema desde el punto de vista quirúrgico. Modificado de (24).*

Los estudios sobre la córnea biosintética artificial se pueden dividir principalmente en cuatro categorías: materiales y métodos de fabricación de biopelículas para córnea artificial, matriz descelularizada, matriz extracelular (ECM) depositada por células y reconstrucción de la ultraestructura/microestructura del estroma corneal.

6.2.1. Materiales y métodos de fabricación de biopelículas

Se han descrito varios procesos de preparación de biopelículas a partir de materiales naturales y poliméricos usados como andamios. Sin embargo, estos procesos desarrollan membranas planas, es decir en dos dimensiones (2D), que proporcionan únicamente córneas artificiales planas, que solo cuentan con cierta transmitancia y no con la potencia refractaria que se requiere (24).

Un ejemplo de obtención de biopelículas fue diseñado usando un método basado en la fuerza centrífuga para hacer películas planas de fibroína de seda. Su espesor se diseñó mediante el control de la velocidad de rotación. Para preparar la película, se vertieron 4 ml de una solución de seda al 12% en un tubo de aluminio. Esta comenzó a girar a una velocidad de 1000 rpm durante 3 horas de forma que la seda se iba depositando en las paredes (Figura 18). Una vez obtenida, la película se introdujo en agua y se transfirió a placas de cultivo celular. Se obtuvo una tasa de proliferación de queratocitos mayor que en la película obtenida por el método de fundición en seco (38).

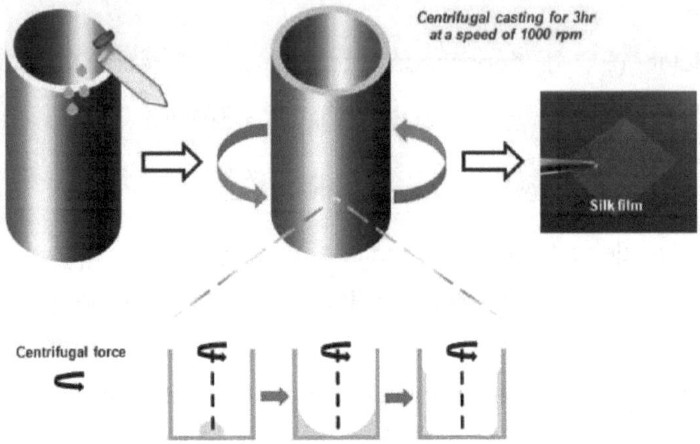

Figura 18. Representación esquemática del proceso de fabricación de películas de fibroína de seda con la ayuda de fuerza centrífuga. Modificado de (38)

Los problemas y limitaciones de estos enfoques se pueden resumir en que la preparación de tejidos multicapa mediante métodos de fabricación convencionales requiere procedimientos complicados, a largo plazo y por etapas (24).

6.2.2. Matriz descelularizada como alternativa corneal

La descelularización consiste en eliminar de manera eficaz las células presentes en un tejido minimizando cualquier efecto adverso sobre la composición, actividad biológica e integridad mecánica de la ECM restante. Esto permite obtener matrices extracelulares de origen animal que posibilitan la generación de tejidos artificiales humanos. Cuentan con la ventaja de conservar la estructura compleja de los tejidos naturales, desde la sustancia fundamental amorfa, pasando por las fibras de colágeno, la elastina y la reticulina, las proteínas globulares hasta los receptores que permiten la adhesión y proliferación celular (39). Además, las córneas que se consideran inadecuadas para el trasplante podrían utilizarse para diseñar otras nuevas gracias a la descelularización (40).

Los métodos más utilizados para el proceso de descelularización de tejidos implican una combinación de tratamientos físicos, químicos y enzimáticos (41). Entre los primeros se incluye la agitación o sonicación[4], masaje mecánico o presión, y la congelación y descongelación. Estos métodos rompen la membrana celular, liberando el contenido interno y facilitan el enjuague posterior ayudando a la eliminación del contenido celular de la ECM. Normalmente, los tratamientos físicos son insuficientes y es necesaria la combinación de estos con tratamientos químicos y enzimáticos. Entre los químicos encontramos las soluciones y detergentes iónicos, que alteran las membranas celulares y rompen los enlaces responsables de las conexiones inter e intracelulares (39). La tripsina y colagenasa destacan como tratamiento enzimático, esta última a concentraciones bajas. Su uso más efectivo se da cuando se utilizan como primer paso para alterar la estructura en casos en los que es necesario el transporte de células (41).

Existen varios animales que podrían utilizarse como fuente de córneas. El más disponible y que cuenta con gran similitud estructural con el ser humano es el cerdo doméstico, a partir del cual pueden obtenerse xenoinjertos corneales descelularizados (3).

Sin embargo, existen algunas limitaciones en este método, entre las que se encuentra el complicado proceso de preparación, con un ciclo de fabricación bastante largo, problemas de refracción debido a diferencias entre las estructuras de los donantes y los receptores, así como la dificultad para eliminar completamente los agentes tóxicos de los detergentes empleados. Además, algunos métodos físicos pueden provocar daños en la microestructura como el trastorno de permutación de

---

[4] Acto de aplicar energía del sonido – generalmente ultrasonidos – para agitar las partículas de una muestra

colágeno. También la eliminación incompleta de las células puede conducir al rechazo inmune (24).

6.2.3. Matriz extracelular (ECM) depositada por células

La ECM es una red de macromoléculas extracelulares que regulan la proliferación, diferenciación y migración celular. En caso del estroma corneal, se forma gracias a la acción de los queratocitos, que son fibroblastos especializados, y es esta capacidad que tienen las células para sintetizar ECM lo que se usa en ingeniería de tejidos (24,42).

Atendiendo a métodos de cultivo de **fibroblastos**, hay estudios que han demostrado que el ácido ascórbico puede aumentar la proliferación de fibroblastos y estimular la secreción de colágeno por parte de estos. Analizando el colágeno producido se han visto enormes similitudes con las fibras del estroma corneal, sin embargo, el diámetro promedio de la fibra era más grueso que el del estroma natural. Esto lleva a la búsqueda de otros estímulos celulares que posibiliten reducir el diámetro fibrilar (23).

En cuanto a métodos de cultivo de **células epiteliales**, se han desarrollado varias estrategias para crear láminas de células epiteliales trasplantables para el tratamiento de la enfermedad de la superficie ocular. Se pueden crear fácilmente láminas celulares a partir de células autólogas utilizando una pequeña biopsia de tejido nativo. Estas láminas celulares tienen aplicabilidad directa en el diseño de córneas, ya que pueden usarse para formar la superficie epitelial tras el desarrollo del estroma. Muestran una estructura compacta que se asemeja a la de las células epiteliales (23), que puede ser trasplantada a los tejidos del huésped (43), uniéndose de forma espontánea a la ECM y a las proteínas de adhesión de las células huéspedes (23).

Sin embargo, todavía hay muchas limitaciones en la construcción de sustitutos corneales por deposición celular: 1. Las células apropiadas son limitadas, y la capacidad de que tienen para depositar ECM es inconstante e incontrolable. 2. El grosor de la capa es impredecible. 3. Las propiedades mecánicas de la membrana no se pueden regular. 4. La propiedad óptica específica de la ECM depositada no se puede completar. 5. El proceso de fabricación es largo y tiene baja repetibilidad (24).

6.2.4. Reconstrucción de la ultraestructura / microestructura del estroma corneal

Las características ultraestructurales de la córnea son distintas a las de otros tejidos. Se trata de un tejido con una orientación específica que hace que el "micro" patrón tenga gran influencia en las propiedades mecánicas y ópticas de la córnea. La disposición de las fibras de colágeno en el estroma corneal es el elemento clave para la transparencia y propiedades ópticas del ojo, así como que garantiza las adecuadas propiedades biomecánicas. Debido a esto, la microestructura de la córnea es crítica tanto para su función como para su estabilidad, por lo que afectaciones en esta pueden desencadenar cambios en la forma de la córnea (24,44).

6.3. BIOMATERIALES NATURALES UTILIZADOS PARA INGENIERÍA DE TEJIDOS CORNEAL

Los materiales de los sustitutos corneales son uno de los factores más importantes para lograr el éxito de una construcción de ingeniería tisular. Deben replicar los requisitos estructurales y funcionales de la córnea humana y sus propiedades influirán en la respuesta de las células cultivadas en el andamio, o en la respuesta por parte del paciente (9,40).

En el caso de la córnea, los materiales utilizados deben ser transparentes, o volverse transparentes una vez implantados (40). Deben tener propiedades mecánicas adecuadas, ser biocompatibles y contar con una biodegradabilidad apropiada (9). Debido a que las estructuras de las tres capas son distintas y tienen diferentes requisitos funcionales, es poco probable que un biomaterial sea adecuado para la fabricación de la córnea al completo. Curiosamente, los polímeros sintéticos rara vez se usan en esta aplicación, por lo que han surgido muchas investigaciones de biomateriales naturales como potenciales andamios para la ingeniería del tejido corneal. Algunos de los materiales utilizados son la membrana amniótica (AM), las córneas descelularizadas (mencionadas anteriormente), el colágeno y la seda, entre otros (9,40).

6.3.1. Membrana amniótica

La AM es la capa más interna de la placenta y es la estructura que rodea y protege al feto durante el embarazo. Ha tenido uso clínico en aplicaciones debido a su capacidad para inhibir la inflamación, la cicatrización de tejidos y la angiogénesis. Tiene una estructura muy parecida a la del epitelio corneal, ya que cuenta con una capa de células epiteliales sobre una membrana basal y un tejido estromal sin vasos debajo, lo que la convierte en un biomaterial atractivo para reparación o ingeniería del epitelio corneal (40).

El primer uso tuvo lugar en 1910 en trasplante de piel y no fue hasta 1940 cuando tuvo aplicación en oftalmología para el tratamiento de quemaduras oculares. En 1990 experimentó un aumento masivo usándose en reemplazo de tejido conjuntival (40,45).

A pesar de su uso clínico, cuenta con algunas limitaciones tales como que carece de transparencia completa, así como de resistencia mecánica óptima. También se pliega fácilmente durante su manipulación pudiendo ocasionar desgarros o superficies arrugadas. La variabilidad de donantes afecta a la estructura y composición de la ECM y cada AM debe someterse a pruebas costosas debido a la posible transmisión de enfermedades (40).

6.3.2. Colágeno

El colágeno es el componente principal de la ECM en la mayoría de los tejidos. Debido a su facilidad de producción, está ampliamente utilizado en ingeniería de tejidos, sobre todo el tipo I. Al ser el tejido principal del estroma y siendo biocompatible con todas las células corneales, se trata de un biomaterial vital para la fabricación de equivalentes de estroma corneal (9). Se encuentra comercializado en muchas formas purificadas distintas, sobre todo el tipo I, que recibe el nombre de COLI.

Hay estudios que han demostrado el uso de colágeno orientado magnéticamente de forma perpendicular para la generación de hemicórneas (estroma + epitelio). Estas hemicórneas cuentan además con células epiteliales derivadas de células madre del limbo esclerocorneal y queratocitos humanos. Las características que poseen son muy similares a las del tejido humano (46).

Cuenta con algunas desventajas, como su baja resistencia mecánica que dificulta el manejo y la capacidad de suturar, y su poca elasticidad (9). Además, generalmente es traslúcido en lugar de transparente (40) y tiende a contraerse y perder volumen cuando se cultivan células en su interior (8). En la búsqueda de solventar estos inconvenientes se ha descubierto que la adición de tropocolágeno soluble mejora la transparencia y resistencia (47). Los hidrogeles de colágeno tipo I y III tienen una resistencia y elasticidad adecuadas para su manejo, siendo los de tipo III superiores óptica y mecánicamente (48).

6.3.2.1. *Córnea de Colágeno - policaprolactona (PCL)*

Dado los inconvenientes antes mencionados de baja resistencia mecánica y poca elasticidad, el colágeno a menudo se acompaña de otros materiales para contrarrestar estos problemas. Es el caso de la policaprolactona (PCL), que muestra buenos resultados en reparación de tejidos. Se trata de un material hidrófobo y semicristalino, que cuenta con las ventajas de tener un buen rendimiento mecánico, una tasa de degradación más lenta y provocar una menor inflamación. Estas ventajas aportan importancia en su aplicación para suturas y dispositivos de fijación (49).

En un estudio publicado en 2020, se diseñó un injerto corneal curvo basado en colágeno, que consiste en una parte central transparente compuesta de colágeno y una parte fija periférica mecánicamente robusta que contiene colágeno y PCL (Figura 19). Se desarrolló en base a mecanismos de reticulación química y térmica. La adsorción de agua de las membranas Col-PCL alcanzó más del 80%, dato similar al de la córnea humana. Las membranas Col-PCL formadas tuvieron una mayor resistencia a la tracción antes de romperse, en comparación con las membranas de colágeno puro y las membranas de PCL. Además, podría facilitar la adhesión, proliferación y migración celular, lo que resulta prometedor en este campo (49).

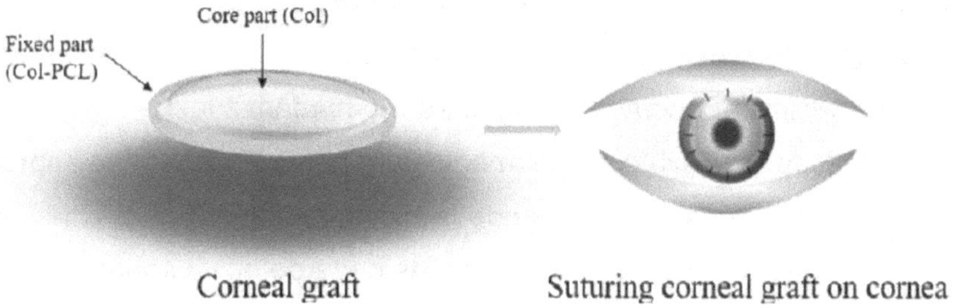

Figura 19. *Representación esquemática del injerto corneal de colágeno y policaprolactona. Modificado de (49).*

6.3.3. Seda

La fibroína de seda es una proteína estructural derivada del capullo del gusano de seda y ha sido ampliamente utilizada en ingeniería de tejidos debido a que no produce respuesta inmunogénica, su tasa de degradación es controlable y sus propiedades mecánicas son adecuadas (9). Es fácilmente moldeable en varias formas y patrones que pueden controlar la dirección del crecimiento celular y la producción de ECM (40). Presenta una claridad óptica inherente que lo convierte en un buen candidato para ingeniería de tejidos corneal (9).

En comparación con el colágeno, la ventaja de usar seda se debe principalmente a la simplicidad de producción y modificación, ya que gracias a la estructura porosa de la seda, puede modelarse y prepararse fácilmente (9).

6.4. BIOIMPRESIÓN 3D

La bioimpresión 3D es una técnica que ha generado un notable interés en las aplicaciones de ingeniería de tejidos por su capacidad para dirigir el orden de ensamblaje de estructuras biológicas tridimensionales para la construcción de tejidos. Desde su aparición, la bioimpresión 3D ha hecho posible la deposición capa por capa de materiales biológicos siguiendo un patrón prescrito correspondiente a la anatomía de un modelo organotípico[5]. Este modelo generalmente se adquiere a partir de imágenes clínicas como tomografías computarizadas y resonancias magnéticas, y se utiliza como un medio para generar las vías de impresión fundamentales de las que depende la bioimpresión 3D (50). Una vez se tiene el modelo, se deposita una capa delgada de polvo sobre un lecho y se extiende y nivela sobre una plataforma de construcción utilizando un sistema de rodillos. A medida que la máquina va leyendo el diseño del modelo, una boquilla coloca selectivamente la solución de aglutinante de impresión líquido dando lugar al modelo 2D. Este proceso se repite capa por capa para producir un modelo 3D. Tras la combinación de la solución aglutinante y del polvo se retira el exceso de polvo (19). La etapa final tras la impresión implica la remodelación de la construcción biológica impresa. Esta está mediada por células en presencia de señales fisiológicas apropiadas para asegurar que se desarrollen las propiedades biomecánicas, estructurales y funcionales adecuadas (50).

Las principales ventajas de la impresión 3D incluyen la capacidad de fabricar andamios versátiles con formas complejas, así como la de imitar la ECM. Sin embargo, la disponibilidad de biomateriales con la estabilidad y las propiedades deseadas para la impresión 3D, está restringida a la tecnología de impresión utilizada. Otra desventaja es el tiempo de producción que lleva fabricar los andamios, que aumenta drásticamente a medida que el diseño de estos se vuelve más preciso y complicado (51).

Para aplicaciones terapéuticas en humanos, el camino que sigue la bioimpresión implica los siguientes pasos: aislamiento de células,

---

[5] Tridimensional.

proliferación de estas en medios de cultivo adecuados y, por último, bioimpresión del andamio cargado con estas células. Estos andamios podrían usarse para trasplantes, como modelo para el descubrimiento de fármacos, o como un sistema modelo *in vitro* para el estudio de enfermedades (Figura 20) (52).

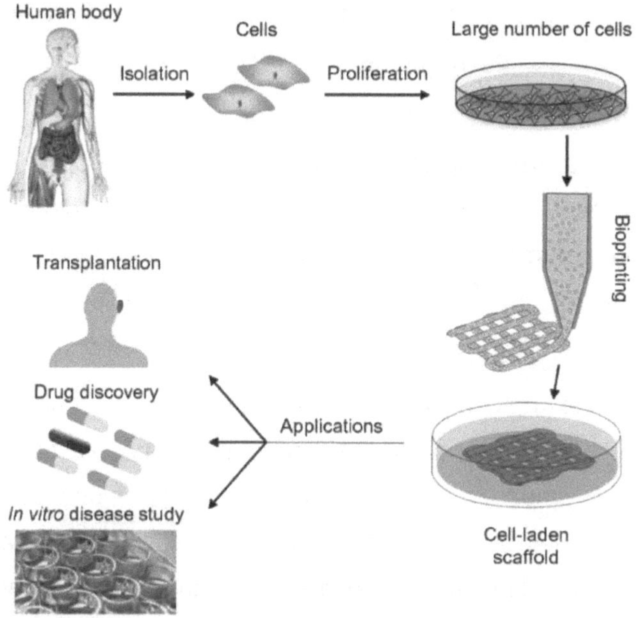

Figura 20. *Pasos que sigue la bioimpresión desde el aislamiento celular hasta las aplicaciones de los andamios diseñados. Modificado de (52).*

6.4.1. Bioimpresión 3D de la córnea

La córnea posee una serie de "ventajas de impresión" sobre otros tejidos, ya que es relativamente homogénea a nivel celular, tiene una demanda metabólica extremadamente baja y es completamente avascular. La impresión 3D es una solución potencial que puede aliviar la escasez de tejido donante y responder al problema del rechazo del implante (53), inconvenientes mencionados a lo largo de la revisión. El método actual de fabricación de sustitutos corneales se centra en lo descrito en la Figura 17, y con el objetivo de mejorar los requisitos que deben cumplir los sustitutos corneales, se necesita un mayor desarrollo en el proceso de fabricación de estos. La forma y la estructura del sustituto corneal son los factores clave que afectan al poder de refracción y otras propiedades ópticas de la córnea, por lo que deben ser similares a las del tejido natural (24). Las ventajas de la bioimpresión 3D para la ingeniería tisular de la córnea son las siguientes:

En primer lugar, el control preciso de la forma y las propiedades. Como sabemos, las propiedades ópticas y físicas necesarias para un sustituto corneal son la transparencia, la refracción (dependiente del grosor y curvatura), la forma y las propiedades biomecánicas. La bioimpresión 3D permite un control preciso de la estructura corneal artificial, lo que facilita la restauración de las funciones ópticas (24).

En segundo lugar, la bioimpresión 3D es compatible con la calidad de la superficie y el control de la resistencia mecánica, ya que permite la fabricación de andamios de alta resistencia con múltiples materiales integrados, gracias al desarrollo de tintas biológicas. De esta forma se puede romper con las limitaciones de utilizar un único material. Además, gracias al ajuste del esquema y proceso de impresión, se puede evitar el posible desmoldeo del método de fabricación convencional (24).

Por último, la bioimpresión 3D tiene la capacidad de construir de manera conjunta estructuras complejas como el epitelio corneal, el estroma, el endotelio y las células madre limbares junto a lo que rodea el tejido. Ofrece también una nueva estrategia para la detección de fármacos *in vitro* y para la realización de estudios toxicológicos. Ayuda, además, en la reconstrucción de la estructura a micro y nanoescala y la regeneración corneales (24).

Según un estudio publicado recientemente, se generó un equivalente complejo del estroma corneal mediante bioimpresión de extrusión neumática en 3D, usando una combinación de alginato y colágeno (Figura 21). Gracias a este estudio se descubrió que los fibroblastos corneales migran cuando se siembran en la base de una superficie curva y alinean el colágeno de una forma muy similar a la de la córnea natural. Por lo tanto, la siembra de células en sustitutos curvos, podría mejorar la síntesis de la ECM, ya que actualmente no se produce de manera adecuada debido a las formas no curvas (50). No obstante, se necesitan ensayos clínicos antes de establecer la seguridad y determinar el éxito a largo plazo (53).

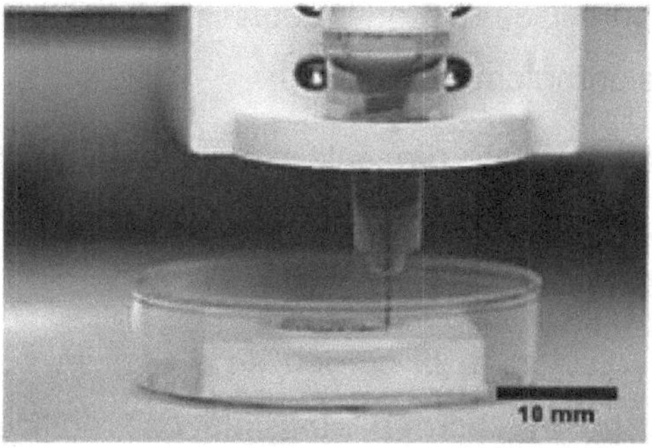

Figura 21. *Vista del proceso de bioimpresión 3D. Las estructuras corneales se imprimieron con bio-tinta de alginato al 3% teñida con azul de tripano para aumentar la visibilidad. Modificado de (50).*

Científicos de todo el mundo participan en la carrera hacia la producción en masa de una córnea artificial. En 2017, un equipo de investigadores españoles, dirigido por la doctora María Paz de Miguel en el Instituto Español de Investigación Biomédica, Hospital de La Paz, Madrid, anunció su intención de crear una córnea trasplantable mediante bioimpresión 3D (54). El proceso se basa en la síntesis de una ECM polimérica de colágeno (material inerte) que imita la córnea humana, unida a células madre provenientes del tejido graso del propio paciente, de forma que se evita el rechazo. Una vez que esta técnica madure, se anticipa que se podrá imprimir una córnea en 3D diseñada específicamente para la anatomía, las especificaciones y las necesidades de cada paciente (53). Es previsible que su uso humano pueda llevarse a cabo en el año 2022 (54).

7. CONCLUSIONES

La importancia del trasplante de córnea se debe a que la enfermedad corneal es una causa frecuente de ceguera a nivel mundial, lo cual se ve agravado por la escasez de donantes.

La queratoplastia penetrante es la técnica de trasplante más utilizada actualmente, seguida de la queratoplastia lamelar, cuyo uso está aumentando considerablemente.

Los inconvenientes que presenta el trasplante de córnea despiertan interés en los investigadores para la búsqueda de nuevas soluciones, como la ingeniería tisular.

La ingeniería tisular de la córnea se divide en dos vertientes: las queratoprótesis, y la córnea biosintética artificial, que surge posteriormente para poner solución a los problemas de las queratoprótesis.

La queratoprótesis de Boston tipo I es la más implantada hasta la fecha en todo el mundo.

Entre los biomateriales empleados en ingeniería tisular destacan el colágeno, la seda, matrices descelularizadas y la membrana amniótica y uno de los requisitos indispensables es la biocompatibilidad.

Las nuevas investigaciones en el campo de la ingeniería de tejidos y la terapia celular serán cruciales en el desarrollo de una córnea artificial de espesor completo.

Los avances en la bioimpresión parecen ser el futuro de la impresión 3D en la asistencia sanitaria en general, y en la oftalmología en particular, con la posibilidad de crear una córnea funcional para su implantación en humanos.

8. BIBLIOGRAFÍA

1. Collar CV, Rubido JS. La córnea. Parte I.: Estructura, función y anatomía microscópica. Gaceta óptica: Órgano Oficial del Colegio Nacional de Ópticos-Optometristas de España. 2010;(454):14–8.

2. Ginel MI. Desarrollo del sistema de cohesión intercelular en el epitelio corneal humano generado por ingeniería tisular. [Internet]. [Granada]: Universidad de Granada; 2008 [cited 2020 May 6]. p. 1. Available from: https://dialnet.unirioja.es/servlet/tesis?codigo=71699

3. Andrades M. Generación de córneas humanas artificiales por ingeniería tisular para su utilización como medicamentos de terapias avanzadas [Internet]. [Granada]: Universidad de Granada; 2011 [cited 2020 May 6]. Available from: https://dialnet.unirioja.es/servlet/tesis?codigo=62458

4. Whitcher JP, Srinivasan M, Upadhyay MP. Corneal blindness: a global perspective. Bull World Health Organ. 2001;79(3):214–21.

5. Tan DT, Dart JK, Holland EJ, Kinoshita S. Corneal transplantation. The Lancet. 2012;379(9827):1749–61.

6. Ingeniería de Tejidos y Medicina Regenerativa [Internet]. 2013 [cited 2020 Apr 28]. Available from: https://www.nibib.nih.gov/espanol/temas-cientificos/ingenier%C3%ADa-de-tejidos-y-medicina-regenerativa-0

7. DelMonte DW, Kim T. Anatomy and physiology of the cornea. J Cataract Refract Surg. 2011;37(3):588–98.

8. Muñoz-Ávila JI. Utilidad de la ingeniería tisular en el tratamiento de las enfermedades corneales [Internet]. [Granada]: Universidad de Granada; 2006 [cited 2020 May 6]. Available from: https://dialnet.unirioja.es/servlet/tesis?codigo=106822

9. Chen Z, You J, Liu X, Cooper S, Hodge C, Sutton G, et al. Biomaterials for corneal bioengineering. Biomed Mater. 2018;13(3):032002.

10. Eghrari AO, Riazuddin SA, Gottsch JD. Overview of the Cornea: Structure, Function, and Development. Prog Mol Biol Transl Sci. 2015;134:7–23.

11. Mannis MJ, Holland EJ. Cornea. 4ª. Vol. 1. China: Elsevier; 2017.

12. Franco Benito M. Queratoplastia penetrante. In: Manual de Iniciación a la Cirugía del Segmento Anterior Ocular. 2ª. León: Complejo Asistencial Universitario de León; 2013. p. 67–74.

13. Celis Sánchez J. Queratoplastias lamelares. In: Manual de Iniciación a la Cirugía del Segmento Anterior Ocular. 2ª. León: Complejo Asistencial Universitario de León; 2013. p. 75–82.

14. Dapena I, Ham L, Melles GRJ. Endothelial keratoplasty: DSEK/DSAEK or DMEK--the thinner the better? Curr Opin Ophthalmol. 2009;20(4):299–307.

15. Ludwig PE, Huff TJ, Zuniga JM. The potential role of bioengineering and three-dimensional printing in curing global corneal blindness: Journal of Tissue Engineering [Internet]. 2018 [cited 2020 May 8]; Available from: https://journals.sagepub.com/doi/10.1177/2041731418769863

16. Stuart AJ, Romano V, Virgili G, Shortt AJ. Descemet's membrane endothelial keratoplasty (DMEK) versus Descemet's stripping automated endothelial keratoplasty (DSAEK) for corneal endothelial failure. Cochrane Database Syst Rev. 2018;6:CD012097.

17. Mimura T, Yamagami S, Amano S. Corneal endothelial regeneration and tissue engineering. Prog Retin Eye Res. 2013;35:1–17.

18. Etxebarría Ecenarro J, Orive Bañuelos A. Queratoprótesis. In: Manual de Iniciación a la Cirugía del Segmento Anterior Ocular. 2ª. León: Complejo Asistencial Universitario de León; 2013. p. 115–22.

19. Ahmed S, Chauhan VM, Ghaemmaghami AM, Aylott JW. New generation of bioreactors that advance extracellular matrix modelling and tissue engineering. Biotechnol Lett. 2019;41(1):1–25.

20. Ochoa DS, Aguilar RN, Méndez AA. Ingeniería de tejidos: Una nueva disciplina regenerativa. Investigación y Ciencia: de la Universidad Autónoma de Aguascalientes. 2015;(64):61–9.

21. Campos Muñoz A. Cuerpo, Histología y Medicina. De la Descripción Microscópica a la Ingenieria Tisular. Madrid: Real Academia Nac. Medicina; 2004. 100 p.

22. Khademhosseini A, Langer R, Borenstein J, Vacanti JP. Microscale technologies for tissue engineering and biology. PNAS. 2006;103(8):2480–7.

23. Shah A, Brugnano J, Sun S, Vase A, Orwin E. The Development of a Tissue-Engineered Cornea: Biomaterials and Culture Methods. Pediatric Research. 2008 May;63(5):535–44.

24. Zhang B, Xue Q, Li J, Ma L, Yao Y, Ye H, et al. 3D bioprinting for artificial cornea: Challenges and perspectives. Med Eng Phys. 2019;71:68–78.

25. Wilson SL, El Haj AJ, Yang Y. Control of Scar Tissue Formation in the Cornea: Strategies in Clinical and Corneal Tissue Engineering. Journal of Functional Biomaterials. 2012;3(3):642–87.

26. Sánchez Ferreiro AV, Muñoz Bellido L. Queratoprotésis en la enfermedad de la córnea y la superficie ocular. Archivos de la Sociedad Española de Oftalmología. 2013;88(8):327–8.

27. de la Paz MF, Salvador-Culla B, Charoenrook V, Temprano J, Álvarez de Toledo J, Grabner G, et al. Osteo-odonto-, Tibial bone and Boston keratoprosthesis in clinically comparable cases of chemical injury and autoimmune disease. Ocul Surf. 2019;17(3):476–83.

28. Martín JR, Reyes JAA, Hernández VA, Acedo JT. Osteo-odontoqueratoprótesis: Subluxación y tratamiento. Archivos de la Sociedad Canaria de Oftalmología. 1999;(10):81–4.

29. Falcinelli G, Falsini B, Taloni M, Colliardo P, Falcinelli G. Modified Osteo-odonto-keratoprosthesis for Treatment of Corneal Blindness: Long-term Anatomical and Functional Outcomes in 181 Cases. Arch Ophthalmol. 2005;123(10):1319–29.

30. Hicks CR, Fitton JH, Chirila TV, Crawford GJ, Constable IJ. Keratoprostheses: Advancing toward a true artificial cornea. Survey of Ophthalmology. 1997;42(2):175–89.

31. Hollick EJ, Watson SL, Dart JKG, Luthert PJ, Allan BDS. Legeais BioKpro III keratoprosthesis implantation: long term results in seven patients. British Journal of Ophthalmology. 2006;90(9):1146–51.

32. Pintucci S, Perilli R, Formisano G, Caiazza S. Influence of Dacron Tissue Thickness on the Performance of the Pintucci Biointegrable Keratoprosthesis: An In Vitro and In Vivo Study. Cornea. 2001;20(6):647–650.

33. Chirila TV. An overview of the development of artificial corneas with porous skirts and the use of PHEMA for such an application. Biomaterials. 2001;22(24):3311–7.

34. Pineda R, Shiuey Y. The KeraKlear Artificial Cornea: A Novel Keratoprosthesis. Techniques in Ophthalmology. 2009;7(3):101–4.

35. Huang Y, Yu J, Liu L, Du G, Song J, Guo H. Moscow Eye Microsurgery Complex in Russia Keratoprosthesis in Beijing. Ophthalmology. 2011;118(1):41–6.

36. Ma X, Xiang R, Meng X, Qin L, Wu Y, Tain L, et al. Russian Keratoprosthesis in Stevens–Johnson Syndrome. Cornea. 2017;36(3):304–309.

37. Reichl S, Bednarz J, Müller-Goymann CC. Human corneal equivalent as cell culture model for in vitro drug permeation studies. British Journal of Ophthalmology. 2004;88(4):560–5.

38. Lee MC, Kim D-K, Lee OJ, Kim J-H, Ju HW, Lee JM, et al. Fabrication of silk fibroin film using centrifugal casting technique for corneal tissue engineering. Journal of Biomedical Materials Research Part B: Applied Biomaterials. 2016;104(3):508–14.

39. Gilbert TW, Sellaro TL, Badylak SF. Decellularization of tissues and organs. Biomaterials. 2006;27(19):3675–83.

40. Palchesko RN, Carrasquilla SD, Feinberg AW. Natural Biomaterials for Corneal Tissue Engineering, Repair, and Regeneration. Adv Healthc Mater. 2018;7(16):1701434.

41. Gilbert TW. Strategies for tissue and organ decellularization. Journal of Cellular Biochemistry. 2012;113(7):2217–22.

42. Chen S, Mienaltowski MJ, Birk DE. Regulation of corneal stroma extracellular matrix assembly. Experimental Eye Research. 2015;133:69–80.

43. Yang J, Yamato M, Nishida K, Hayashida Y, Shimizu T, Kikuchi A, et al. Corneal epithelial stem cell delivery using cell sheet engineering: not lost in transplantation. J Drug Target. 2006;14(7):471–82.

44. Meek KM. Corneal collagen—its role in maintaining corneal shape and transparency. Biophys Rev. 2009;1(2):83–93.

45. Dua HS, Gomes JAP, King AJ, Maharajan VS. The amniotic membrane in ophthalmology. Survey of Ophthalmology. 2004;49(1):51–77.

46. Builles N, Janin-Manificat H, Malbouyres M, Justin V, Rovère M-R, Pellegrini G, et al. Use of magnetically oriented orthogonal collagen scaffolds for hemi-corneal reconstruction and regeneration. Biomaterials. 2010;31(32):8313–22.

47. Crabb RAB, Hubel A. Influence of Matrix Processing on the Optical and Biomechanical Properties of a Corneal Stroma Equivalent. Tissue Engineering Part A. 2008;14(1):173–82.

48. Liu W, Merrett K, Griffith M, Fagerholm P, Dravida S, Heyne B, et al. Recombinant human collagen for tissue engineered corneal substitutes. Biomaterials. 2008;29(9):1147–58.

49. Sun X, Yang X, Song W, Ren L. Construction and Evaluation of Collagen-Based Corneal Grafts Using Polycaprolactone To Improve Tension Stress. ACS Omega. 2020;5(1):674–82.

50. Isaacson A, Swioklo S, Connon CJ. 3D bioprinting of a corneal stroma equivalent. Experimental Eye Research. 2018;173:188–93.

51. Do A-V, Khorsand B, Geary SM, Salem AK. 3D Printing of Scaffolds for Tissue Regeneration Applications. Advanced Healthcare Materials. 2015;4(12):1742–62.

52. Mandrycky C, Wang Z, Kim K, Kim D-H. 3D bioprinting for engineering complex tissues. Biotechnol Adv. 2016;34(4):422–34.

53. Sommer AC, Blumenthal EZ. Implementations of 3D printing in ophthalmology. Graefes Arch Clin Exp Ophthalmol. 2019;257(9):1815–22.

54. Biomedical Research Team in Spain Working on 3D Printed Corneas to Make Up for Lack of Donors - 3DPrint.com | The Voice of 3D Printing / Additive Manufacturing [Internet]. [cited 2020 Jun 16]. Available from: https://3dprint.com/184469/spain-3d-printed-cornea-project/

FSC
www.fsc.org
MIX
Papier | Fördert
gute Waldnutzung
FSC® C083411

Kolibri 360 GmbH
Ferdinand-Jühlke-Straße 7
99095 Erfurt, Deutschland
produktsicherheit@kolibri360.de

Druck:
CPI Druckdienstleistungen GmbH
im Auftrag der
Kolibri 360 GmbH
Ferdinand-Jühlke-Str. 7
99095 Erfurt